Ratgeber Autismus-Spektrum-Störungen

Ratgeber Kinder- und Jugendpsychotherapie
Band 24

Ratgeber Autismus-Spektrum-Störungen

Dr. Hannah Cholemkery, Dipl.-Psych. Janina Kitzerow, Dipl.-Päd. Sophie Soll, Prof. Dr. Christine M. Freitag

Herausgeber der Reihe:

Prof. Dr. Manfred Döpfner, Prof. Dr. Dr. Martin Holtmann, Prof. Dr. Franz Petermann

Begründer der Reihe:

Manfred Döpfner, Gerd Lehmkuhl, Franz Petermann

Hannah Cholemkery
Janina Kitzerow
Sophie Soll
Christine M. Freitag

Ratgeber Autismus-Spektrum-Störungen

Informationen für Betroffene, Eltern, Lehrer und Erzieher

hogrefe

Dr. phil. nat. Hannah Cholemkery, Diplompsychologin, Kinder- und Jugendlichenpsychotherapeutin. Seit 2009 Wissenschaftliche Mitarbeiterin an der Klinik für Psychiatrie, Psychosomatik und Psychotherapie des Universitätsklinikums Frankfurt am Main und im Autismus-Therapie- und Forschungszentrum der Klinik. Seit 2014 Leiterin des klinischen Forschungsbereichs.

Janina Kitzerow, Diplompsychologin. Seit 2012 Wissenschaftliche Mitarbeiterin an der Klinik für Psychiatrie, Psychosomatik und Psychotherapie des Universitätsklinikums Frankfurt am Main und im Autismus-Therapie- und Forschungszentrum der Klinik.

Sophie Soll, Diplompädagogin, Kinder- und Jugendlichenpsychotherapeutin. Seit 2011 Mitarbeiterin an der Klinik für Psychiatrie, Psychosomatik und Psychotherapie des Universitätsklinikums Frankfurt am Main und im Autismus-Therapie- und Forschungszentrum der Klinik. Seit 2017 stellvertretende Leiterin des Autismus-Therapie- und Forschungszentrums des Universitätsklinikums Frankfurt am Main.

Prof. Dr. med., Dipl.-Theol. Christine M. Freitag, Diplomtheologin, Fachärztin für Kinder- und Jugendpsychiatrie des Universitätsklinikums Frankfurt am Main und im Autismus-Therapie- und Forschungszentrum der Klinik. Seit 2008 Direktorin der Klinik für Psychiatrie, Psychosomatik und Psychotherapie des Universitätsklinikums Frankfurt am Main und des Autismus-Therapie- und Forschungszentrums der Klinik.

Bibliografische Information der Deutschen Nationalbibliothek

Die Deutsche Nationalbibliothek verzeichnet diese Publikation in der Deutschen Nationalbibliografie; detaillierte bibliografische Daten sind im Internet über http://dnb.dnb.de abrufbar.

Hogrefe Verlag GmbH & Co. KG
Merkelstraße 3
37085 Göttingen
Deutschland
Tel. +49 551 999 50 0
Fax +49 551 999 50 111
info@hogrefe.de
www.hogrefe.de

Umschlagabbildung: © wallybird – istockphoto.com by Getty Images
Illustrationen: Klaus Gehrmann, Freiburg; www.klausgehrmann.net
Satz: Mediengestaltung Meike Cichos, Göttingen
Druck: mediaprint solutions GmbH, Paderborn
Printed in Germany
Auf säurefreiem Papier gedruckt

1. Auflage 2017 D C B A

(E-Book-ISBN [PDF] 978-3-8409-2705-8; E-Book-ISBN [EPUB] 978-3-8444-2705-9)
ISBN 978-3-8017-2705-5
http://doi.org/10.1026/02705-000

Zielsetzung des Ratgebers

Das Thema Autismus bzw. korrekt: die Autismus-Spektrum-Störungen (ASS) beschäftigen seit Jahrzehnten die Wissenschaft und finden auch in den Medien eine hohe und andauernde Resonanz. Sicher kennen auch Sie Filme wie beispielsweise „Rain Man“ oder „Das Mercury Puzzle“. Oder Sie haben vielleicht schon eine Reportage über Menschen mit außergewöhnlichen Fähigkeiten, Inselbegabungen oder sogenannte Savants gesehen. In vielen dieser Medienbeiträge werden außergewöhnliche Menschen dargestellt, die offensichtlich große zwischenmenschliche Probleme haben, aber beeindruckende Fähigkeiten in einem speziellen Interessensgebiet, wie beispielsweise der Mathematik, oder überragend gute Gedächtnisleistungen aufweisen. Insbesondere der wachsenden Medienaufmerksamkeit ist es zu verdanken, dass das Thema ASS auch außerhalb des klinischen Kontextes und der Forschung zunehmend bekannter wurde. Das ist sehr zu begrüßen. Immerhin zeigen aktuelle Studien, dass etwa jede bzw. jeder Hundertste von einer Form der ASS betroffen ist. Allerdings entsteht durch solche Dokumentationen über herausragende und sehr außergewöhnliche Einzelfälle auch eine verzerrte und häufig realitätsferne Sichtweise über Menschen mit ASS.

Mit diesem Ratgeber möchten wir Sie als Leserin oder Leser verständlich und realitätsnah über die wesentlichen Aspekte zu ASS informieren. Primär möchten wir Eltern und Angehörige von Menschen mit einer ASS sowie die Betroffenen selbst ansprechen. Aber auch für Erzieherinnen und Erzieher, Lehrerinnen und Lehrer, Therapeutinnen und Therapeuten, Betreuerinnen und Betreuer und alle an ASS Interessierte kann dieser Ratgeber sehr informativ sein. Im Folgenden möchten wir deshalb den wichtigsten Fragen rund um das Thema ASS auf den Grund gehen und anhand von anschaulichen Beispielen häufig gestellte Fragen beantworten: Was genau ist eine Autismus-Spektrum-Störung? Wodurch wird dieses Störungsbild definiert, was sind typische Verhaltensweisen und was sind Mythen? Wozu ist eine Diagnosestellung wichtig? Was ist aktuell zur Entstehung von ASS bekannt und welche Möglichkeiten zur Förderung oder Therapie stehen derzeit zur Verfügung? Was ist im Alltag wichtig und hilfreich zu wissen, wenn Sie ein Kind mit einer ASS haben oder in Schule und Kindergarten mit ihm arbeiten?

Weiterführende Literaturhinweise, wie beispielsweise zu Fördermöglichkeiten, aber auch zur rechtlichen Situation haben wir in den jeweiligen Kapiteln für Sie aufgelistet.

Frankfurt, Februar 2017

Hannah Cholemkery, Janina Kitzerow,
Sophie Soll und Christine M. Freitag

Inhalt

1 Fallbeispiele 9

2 Symptomatik 14
2.1 Woran erkenne ich ein Kind mit einer Autismus-Spektrum-Störung? 14
2.2 In welchen Situationen treten Probleme auf? 17
2.3 Wann werden die Auffälligkeiten als ASS bezeichnet? 18
2.4 Müssen in allen drei Kernbereichen Probleme auftreten? 19
2.5 Können diese Verhaltensweisen auch Hinweise auf andere Störungen sein? 22
2.6 Welche weiteren Schwierigkeiten und Erkrankungen treten häufig noch auf? 24

3 Selbstständigkeit und praktische Probleme im Alltag 26

4 Was sind die Ursachen einer Autismus-Spektrum-Störung? 29

5 Was kann man tun? 30
5.1 Was können Eltern tun? 31
5.2 Was können Lehrerinnen und Lehrer tun? 39
5.3 Was können Kinder und Jugendliche tun? 44
5.4 Welche Psychotherapiemethoden sind wirksam? 47
5.5 Welche Medikamente sind wirksam? 51
5.6 Welche weiteren Therapien sind sinnvoll? 52
5.7 Bedenkliche Therapiemethoden 53

6 Welche Kosten werden von Krankenkassen, Sozial- oder Jugendämtern übernommen? 55

7 Weitere Unterstützung 56

8 Und wenn mein Kind erwachsen wird? 60

1 Fallbeispiele

In Wirklichkeit wären wir schrecklich gern mit anderen Menschen zusammen. Aber weil das nie gut geht, haben wir uns schließlich daran gewöhnt, allein zu sein, und inzwischen fällt es uns nicht einmal mehr besonders auf. Und doch fühle ich mich jedes Mal entsetzlich einsam, wenn ich höre wie jemand behauptet, ich würde lieber für mich sein.

(Naoki Higashida, 2014; Junge mit Autismus, geb. 1992, Schriftsteller)

Bereits in den 1940er Jahren behandelte Leo Kanner mehrere Kinder mit einer verzögerten Sprachentwicklung, die wenig Kontakt zu anderen Menschen aufnahmen und Veränderungen in ihren Tagesabläufen und Routinen nur schwer ertragen konnten. Zudem zeigten sie häufig merkwürdig wirkende sich wiederholende Körperbewegungen. Zeitgleich beschrieb Hans Asperger ähnliche, jedoch schwächer ausgeprägte Verhaltensweisen bei Kindern und Jugendlichen mit einer durchschnittlichen Intelligenz und unauffälligen Sprachentwicklung. Aufgrund ihres Wissens in bestimmten Spezialgebieten nannte er sie „kleine Professoren". Beide Ärzte beschrieben ähnliche Phänomene: den Frühkindlichen Autismus (auch Kanner-Autismus genannt) und das Asperger-Syndrom. In den vergangenen Jahren wurde zunehmend diskutiert, ob die von Kanner und Asperger beschriebenen Störungen qualitativ oder quantitativ unterschiedlich sind. Als Ergebnis jahrzehntelanger Forschungsbemühungen werden die einzelnen Diagnosekategorien heute unter dem Begriff „Autismus-Spektrum-Störung" (ASS) zusammengefasst. Die Bezeichnung „Spektrum" wurde gezielt gewählt, um der Bandbreite an Erscheinungsformen und der Vielfältigkeit der individuellen Ausprägungen gerecht zu werden. Im Folgenden möchten wir versuchen, Ihnen anhand von vier kurzen Fallbeispielen die Vielfalt und die Gemeinsamkeiten von Kindern und Jugendlichen mit einer ASS zu verdeutlichen. Vielleicht erkennen Sie ja das ein oder andere wieder.

Schulkind – Asperger Syndrom. Joscha ist 7 Jahre alt und geht in die zweite Klasse einer Regelgrundschule. Den Schulstoff meistert er – besonders im Rechnen – problemlos und ist seinen Mitschülern darin deutlich voraus. Die Mutter berichtet, sprachlich falle er durch eine „gestochene Sprache" auf, was auch die Lehrerinnen den Eltern gegenüber häufig erwähnen. Lesen und Schreiben konnte er bereits vor der Einschulung. Schwierigkeiten hat er im Fach Sport. Der Vater erzählt, dass Joscha motorisch schon immer ungeschickter als seine jüngere Schwester und als Gleichaltrige war. Dies zu akzeptieren, fällt ihm bis heute sehr schwer. Besonders in den Pausen fällt deutlich auf, dass Joscha viele Besonderheiten aufweist. So hat er große Schwierigkeiten, mit den anderen Kindern angemessen in Kontakt zu treten. Wenn Joscha bei Pausenspielen, wie z. B. Fangen oder Verstecken, mitspielen möchte, weiß er meistens nicht, wie er sich einbringen kann. Es kam schon vor, dass er die anderen dann aus Hilflosigkeit geschubst oder gekniffen hat. Dass die anderen Kinder das nicht mögen und ihn auch deshalb immer seltener fragen, ob er mitspielen möchte, hat er bis heute nicht recht verstanden. Wenn es um sein Lieblingscomputerspiel geht, über das er bis zum letzten Level alle Details kennt, verfällt er häufig in Monologe, sodass die anderen Kinder nicht mehr zu Wort kommen und schließlich entnervt weggehen. Freunde, mit denen er sich nachmittags verabredet, hat er nicht. Er scheint dies dem Eindruck der Mutter nach auch nicht zu vermissen.

Vorschulkind – frühkindlicher Autismus mit Intelligenzminderung. Die 4-jährige Maxi liebt es, ihre Spielzeuge nach Farben geordnet in Kisten zu sortieren. Wenn alle Spielzeuge eingeräumt sind, kippt sie die Kisten wieder aus und fängt von Neuem an. Dieses Spiel spielt sie am liebsten für sich selbst, wie die meisten Spiele. Wenn jemand anderes ein Spielzeug in eine Kiste räumt oder herausnimmt, fängt sie an zu weinen und laut zu schreien. Wenn im Kindergarten Seifenblasen geblasen werden, lacht sie freudig, hüpft aufgeregt auf und ab und flattert dabei mit den Armen und Händen. Während die anderen Kinder lachend versuchen, gemeinsam die Seifenblasen zum Platzen zu bringen, steht Maxi wie hypnotisiert da. Manchmal macht sie dabei aber auch Geräusche und dreht sich im Kreis. Obwohl Maxi die Seifenblasen sehr mag, fragt sie nicht nach ihnen. Sie fragt

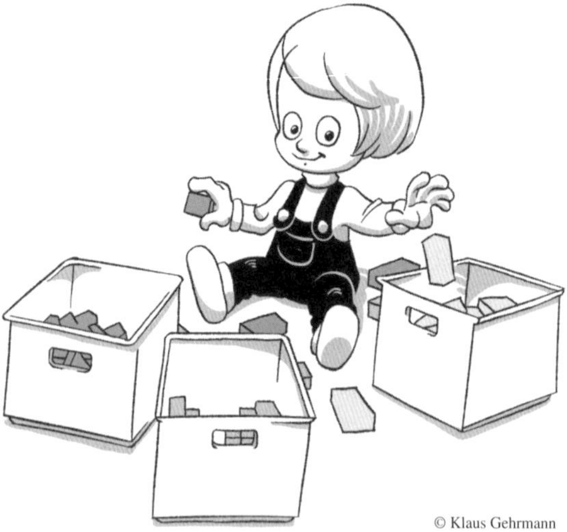

insgesamt selten nach etwas, das sie haben möchte. Auch schaut sie weder die Erzieherin noch die Eltern direkt an, wenn sie einen Wunsch hat. Es ist nicht so, dass Maxi nicht sprechen könnte – sie kann Farben und Zahlen erkennen und benennen. Wenn sie eine neue Straße entlanggeht, dann liest sie laut alle Nummern an den Häusern bis 40 vor. Aber „Hallo" oder „Tschüss" sagt sie eigentlich nie. Die Mutter berichtet, dass sie das Gefühl habe, Maxi merke manchmal gar nicht, dass andere Menschen im Raum sind, und dass sie gar kein Bedürfnis nach Nähe oder gemeinsamen Spielen mit anderen Kindern habe. Sie genüge sich irgendwie selbst. Nur wenn die Mutter sie kitzle, schaue Maxi sie sehr direkt an und lache mit ihr – aber solche Situationen kämen selten vor, weil sie am liebsten auf ihre Weise ihr „Sortierspiel" spiele. Der Vater beschreibt Maxi als „eigen mit einer sehr starken Persönlichkeit", sie wisse eben einfach genau, was sie wolle und was nicht. Genau wie beim Essen: Da esse sie am liebsten Nahrungsmittel, die beim Kauen knuspern. Manchmal isst sie den ganzen Tag nur Salzstangen. Die Eltern wünschen sich sehnlichst, dass Maxi richtig zu sprechen lernt und dass sie ihre Sprache so einsetzen kann, dass sie auch ihre Bedürfnisse ausdrücken kann. Denn das ist es, was es so schwierig im täglichem Umgang macht: Maxi ist anders und kann zudem ihrem Umfeld häufig nicht eindeutig mitteilen, was sie warum genau in diesem Moment auf eine bestimmte Art und Weise möchte.

Jugendliche – Asperger Syndrom. Katharina ist 16 Jahre alt und geht in die 11. Klasse des Gymnasiums. Sie ist sehr zurückhaltend, wirkt ruhig und schüchtern. Enge Freundinnen hat Katharina nicht. In der Pause steht sie meist abseits, sagt, sie fühle sich wohler, alleine zu sein, obwohl sie sich doch immer wieder wünscht, auch eine Freundin zu haben. Die anderen Mädchen finden Katharina seltsam, „irgendwie eigenartig, merkwürdig, ungeschickt". Manchmal wird sie gehänselt, weil ihre Kleidung nicht der aktuellen Mode entspricht, weil sie sich nicht für die Jungs oder Musikstars zu interessieren scheint oder weil ihre Sprache sonderbar für die anderen Jugendlichen klingt, altmodisch und steif. Katharina wiederum versteht die Sprache der Klassenkameraden oft ebenfalls nicht. Neulich hat sie ihre Mutter gefragt, was das eigentlich heißen soll, „heute keinen Bock" zu haben, wo „doch keine ihrer Klassenkameradinnen Besitzerin eines Schaf- oder Ziegenbocks sei". Katharinas Interesse gilt ganz besonders dem Zeichnen von japanischen Comicfiguren. Damit kann sie sich stunden- und tagelang beschäftigen. Die Schulpausen sind für Katharina sehr anstrengend. Das Verhalten der Klassenkameraden ist für sie undurchsichtig. Alles erscheint ihr ohne Ordnung oder Regeln und viel zu laut. Um mit ihrer Unsicherheit umzugehen, zieht sie sich zurück, zeichnet, wann immer es geht, die ihr vertrauten japanischen Comicfiguren in ihren Skizzenblock. Seit einiger Zeit wirkt sie traurig, antriebslos, sogar das Zeichnen kann sie nicht mehr aufheitern. Ihre Bedürfnisse oder Wünsche zu berichten, fällt Katharina selbst zu Hause sehr schwer.

Schulkind – Frühkindlicher Autismus ohne geistige Behinderung. Ferdinand fühlt sich wohl. Er beschäftigt sich gerade ausgiebig mit der Geschichte des Papsttums. Ferdinand kennt sich aus, mit Konzilen, Päpsten und Gegenpäpsten. In seiner Freizeit erstellt er akribisch lange Listen der bisherigen Päpste und berichtet gerne ausführlich davon. Andere lässt er in solchen „Unterhaltungen" nicht zu Wort kommen, scheint nicht zuzuhören oder zu bemerken, dass dieses Thema von seinem Gegenüber nicht so begeistert aufgenommen wird wie von ihm. Ferdinand ist 12 Jahre alt. Er geht in die 7. Klasse einer Förderschule mit dem Förderschwerpunkt Lernen. Hier bekommt er Zeit zum Bearbeiten der Aufgaben, für die er länger braucht als andere Kinder. Auch die kleinen Klassen in der Förderschule kommen ihm entgegen. Darüber sind seine Eltern sehr erleichtert. Denn bei Ferdinand fiel schon früh auf, dass etwas anders ist mit ihm. Erst spät bildete er kurze Sätze, sprach von sich selbst als „du" und schien sich auch für die anderen Kinder in der Krabbelgruppe und später im Kindergarten nicht zu interessieren. Beim Spielen war er schon immer sehr an den Einzelteilen eines Spielzeuges (z. B. dem Drehen der Räder), nicht aber am gemeinsamen Spiel mit seinen Eltern oder anderen Kindern interessiert. Altersgerechte Beziehungen zu Gleichaltrigen hat Ferdinand bis heute nicht. Für ihn gelten sehr strenge Re-

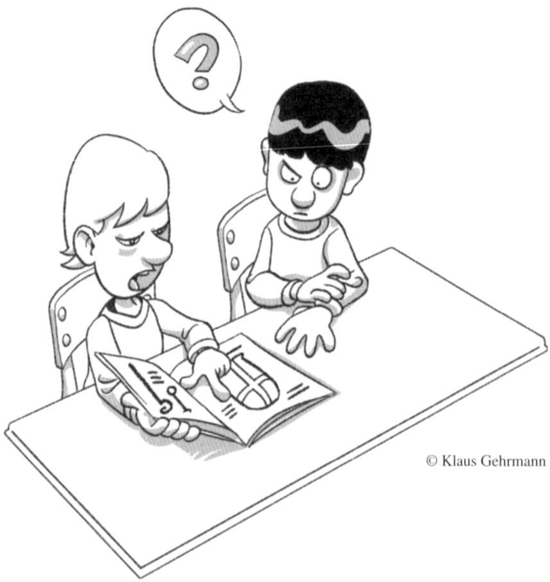

© Klaus Gehrmann

geln für Abläufe und Verhaltensweisen, die seine Klassenkameraden kaum erfüllen können. Werden diese Regeln verletzt (z. B. ruft ein Klassenkamerad in den Unterricht ohne sich zu melden), kann es passieren, dass Ferdinand – ganz außer sich – versucht, für Ruhe zu sorgen und schon mal brüllend auf den Tisch haut. Dass seine Schulkameraden die für ihn offensichtlichen Regeln nicht einhalten, kann er nicht verstehen. Es fällt ihm auch schwer, Absichten, Wünsche oder Gefühle anderer nachzuvollziehen, selbst wenn man es ihm erklärt. Ferdinand wird sehr schnell nervös, wenn etwas nicht der gewohnten Tagesstruktur entspricht (z. B. wenn der Unterricht von einem Vertretungslehrer übernommen wird oder nicht pünktlich beginnt). Zu Hause achten seine Eltern deswegen besonders darauf, alle Abläufe im Familienalltag und geplante Änderungen gut mit Ferdinand zu besprechen.

2 Symptomatik

2.1 Woran erkenne ich ein Kind mit einer Autismus-Spektrum-Störung?

Sie haben sicher bemerkt, dass die vorgestellten Kinder sich sehr stark in ihrem Verhalten und ihren Schwierigkeiten unterscheiden. Vielleicht sind Ihnen aber auch Gemeinsamkeiten aufgefallen?

Im Folgenden werden wir die wichtigsten diagnostischen Merkmale einer Autismus-Spektrum-Störung (ASS) beschreiben. Der Begriff „Autismus-Spektrum" bezeichnet eine ganze Bandbreite an verschiedenen Symptomen, die je nach Bereich stärker oder schwächer ausgeprägt sein können. Für die Diagnose einer ASS müssen nicht immer alle Symptome vorliegen. Allerdings müssen die vorhandenen autismusspezifischen Symptome einen gewissen Schweregrad aufweisen und das Kind sowie die Familie im Alltag beeinträchtigen. Daneben kommen auch weitere Verhaltensauffälligkeiten bei den Kindern und Jugendlichen vor, die jedoch nicht zu den Diagnosekriterien gehören und deshalb hier nicht gesondert beschrieben werden. Eine ASS kann ab etwa dem 2. Lebensjahr erkannt und diagnostiziert werden. Die zentralen autismusspezifischen Symptome werden den folgenden Kernbereichen zugeordnet: Schwierigkeiten in der sozialen Interaktion und der Kommunikation sowie stereotype, sich wiederholende Verhaltensmuster und eingeschränkte Interessen und Aktivitäten.

Beeinträchtigungen in der *sozialen Interaktion* zeigen sich in der Kontaktgestaltung mit anderen Menschen. Joscha beispielsweise hat Schwierigkeiten, mit anderen Kindern in eine adäquate Kontaktgestaltung zu treten. Das äußert sich darin, dass er andere kneift, anstatt zu fragen, ob er mitspielen kann. Katharina empfindet das Verhalten ihrer Klassenkameraden als undurchsichtig, sodass sie sich zurückzieht und Interaktionen vermeidet. Ferdinand lässt andere nicht zu Wort kommen, sodass keine Wechselseitigkeit in der Unterhaltung entstehen kann, und Maxi fängt an zu schreien, wenn andere etwas tun, was ihr nicht gefällt, anstatt es angemessen mitzuteilen, obwohl sie einige Worte sprechen kann. Zudem nutzt Maxi auch keine alternativen sprachfreien Mittel zur Interaktion, wie Blickkontakt oder Gesten, um ihre Wünsche zu äußern. Obwohl die Verhaltensweisen der vier Kinder sehr unterschiedlich sind, betreffen sie alle Schwierigkeiten in der sozialen Interaktion mit anderen Menschen. Auch soziale Signale wie Blickkontakt, Mimik und Gestik werden nicht oder nur reduziert zur Gestaltung von Interaktionen eingesetzt (z. B. um Interesse zu signalisieren). Sicher ist Ihnen bei der Beschreibung der Kinder auch aufgefallen, dass keines der Kinder über andauernde Freundschaften verfügt. Viele Menschen mit ASS weisen mangelnde Kompetenzen zum Aufbau von Beziehungen oder Freundschaften zu Gleichaltrigen auf. Das liegt auch daran, dass sie sich so schwer tun, eine wechselseitige Interaktion zu gestalten und innere Zustände auszudrücken. Sie wirken so häufig auf sich selbst bezogen und wenig interessiert an der Befindlichkeit oder den Interessen des Gegenübers. Das Sozialverhalten erscheint für Außenstehende manchmal merkwürdig oder unangemessen. Ferdinand haut beispielsweise auf den Tisch und brüllt, um für Ruhe zu sorgen. Er kann, wie viele andere Menschen mit ASS, die Absichten und Gefühle seiner Klassenkameraden nicht nachvollziehen, weil es ihm sehr schwer fällt, sich in andere Menschen hineinzuversetzen. Gleichzeitig kann er sein eigenes Verhalten nicht flexibel an die jeweilige Situation anpassen. Auffälligkeiten in der sozialen Interaktion betreffen demnach verschiedene, manchmal merkwürdig wirkende Verhaltensweisen, die sich in der Kontaktgestaltung mit anderen Menschen beobachten lassen.

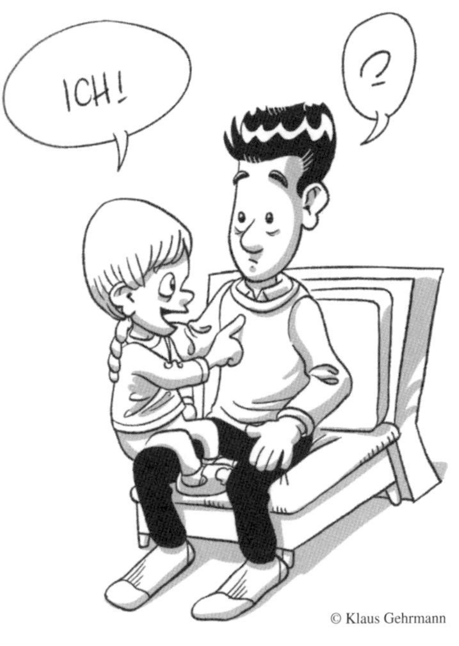

© Klaus Gehrmann

Schwierigkeiten in der *Kommunikation* können sich ebenfalls auf verschiedene Arten zeigen. So weist Maxi eine verzögerte Sprachentwicklung auf, da sie mit 4 Jahren nur einzelne Worte spricht. Zudem nutzt sie die beherrschten Worte nicht in sozialen Kontexten, wie zur Wunschäußerung oder um Erlebtes oder Freude mit anderen zu teilen. Katharinas Sprache hingegen ist normal entwickelt, klingt jedoch altmodisch und steif und damit vor allem für die Gleichaltrigen seltsam. Zudem nimmt sie Redewendungen wörtlich und wundert sich darüber, dass ihre Mitschüler „keinen Bock" haben. Die Sprachentwicklung bei ASS kann also verzögert oder zunächst unauffällig verlaufen. Allerdings zeigen sich bei einer zunächst unauffälligen Sprachentwicklung trotzdem viele qualitative Besonderheiten. Häufig kommt es beispielsweise zu einer Verwechslung der Personalpronomen „ich" und „du", oder auch zu Wiederholungen des Gehörten („stereotype Sprache und Echolalien"), wie z. B. einer Aufforderung durch die Eltern, aber auch Zitate aus Filmen. Auch Wortneuschöpfungen („Neologismus") sind manchmal zu beobachten. Am Auffälligsten jedoch ist, dass viele Menschen mit ASS unabhängig von ihrem allgemeinen Sprachniveau eine mangelnde Fähigkeit haben, Sprache zum sozialen Kontaktaufbau, zum angemessenen Kommunikationsaustausch oder für soziales „Geplauder" (z. B. Small Talk) zu nutzen. Demnach fallen Abweichungen in der allgemeinen Sprachentwicklung, aber vor allem im sozialen, sogenannten pragmatischen Sprachgebrauch in den Bereich der Kommunikationsauffälligkeiten.

Der dritte Bereich umfasst Verhaltensweisen, in denen sich sogenannte *repetitive und stereotype Verhaltensmuster* zeigen. Hierunter versteht man, dass sich Personen mit einer Aktivität oder einem Thema, das meist in ein ganz bestimmtes Interessensgebiet fällt, umfassend und ausdauernd befassen. Joscha kennt beispielsweise ein Computerspiel bis ins Detail und verfällt bei diesem Thema in längere Monologe. Ferdinand interessiert sich für das Papsttum und beschäftigt sich für einen 12-Jährigen ungewöhnlich ausdauernd damit. Katharina hingegen kann tagelang mit dem Malen japanischer Comics verbringen. Maxi folgt gerne wiederkehrenden Mustern und sortiert ihre Spielsachen auf dieselbe Art und Weise ein oder reiht sie auf. Zu diesen Verhaltensweisen gehört auch die Veränderungssensitivität. Diese Sensitivität zeigt sich immer dann, wenn unerwartete Veränderungen des gewohnten täglichen Ablaufs auftreten. Häufig reagieren Kinder mit ASS dann mit hohem Widerstand. Neben den umgrenzten Interessen bzw. Aktivitäten und dem Bedürfnis nach einem recht starren, routinierten und ritualisierten Tagesablauf gehört in diesen Symptombereich auch das Auftreten von sich wiederholenden, ungewöhnlichen motorischen Bewegungen und ein auffälliges Interesse an Teilelementen von Gegenständen (z. B. dem Geruch oder der Oberflächenbeschaffenheit). Maxi beispielsweise zeigt auf den ersten Blick merkwürdig anmutende Körperbewegungen, wenn sie sich freut, indem sie sich im Kreis dreht oder mit den Armen „flattert". Diese Bewegungsmuster werden in der Fachsprache als Manierismen bezeichnet. Häufig weisen zudem viele Menschen mit ASS sensorische Überempfindlichkeiten oder Interessen auf. Einige Betroffene betrachten, befühlen oder riechen an verschiedenen Materialen sehr interessiert und sind davon schwer abzulenken. Der Bereich der stereotypen, sich wiederholenden Verhaltensmuster und eingeschränkten Interessen und Aktivitäten umfasst also gleichbleibende und intensive Interessensmuster, ritualisierte Verhaltensweisen, Manierismen und sensorische Interessen.

Merke:

Das Erscheinungsbild einer ASS unterscheidet sich individuell sehr stark. Schwierigkeiten im Kontakt mit anderen Menschen, Auffälligkeiten im sozialen Sprachgebrauch sowie sich wiederholende Verhaltensweisen, sensorische Besonderheiten oder Sonderinteressen kommen jedoch bei allen Personen mit ASS, wenn auch in unterschiedlicher Konstellation, vor. Eine zusätzliche geistige Behinderung liegt bei ca. 50 % der betroffenen Personen vor.

2.2 In welchen Situationen treten Probleme auf?

Autistische Störungen werden im Klassifikationssystem der Weltgesundheitsorganisation als tiefgreifende Entwicklungsstörung definiert. Durch diese Begrifflichkeit soll betont werden, dass es sich um eine chronische Störung des gesamten Entwicklungsprozesses handelt. Das bedeutet, dass die Schwierigkeiten meist bereits in der frühen Kindheit beginnen und bis ins Erwachsenenalter hin fortbestehen. Da der gesamte Entwicklungsprozess betroffen ist, zeigen sich die autismustypischen Auffälligkeiten in den verschiedensten Lebensbereichen, wie beispielsweise zu Hause, dem Kindergarten, der Schule, im Urlaub, im Sportverein oder dem Studium. Insbesondere in Situationen, die soziale Anforderungen stellen, können sich vermehrt autismustypische Verhaltensweisen zeigen. Es gibt hingegen meist keine Situationen, die als symptomfrei bezeichnet werden können. ASS sind somit situationsübergreifend. Vielen Menschen mit ASS fällt der Umgang mit bekannten und einschätzbaren (erwachsenen) Personen zwar leichter, aber die störungsspezifischen Besonderheiten zeigen sich dennoch, wenn auch eventuell in abgeschwächter Form. Die autismustypischen Symptome zeigen sich demnach auch personenübergreifend. Im Laufe der Entwicklung von der Kindheit zum Erwachsenenalter ist zu beobachten, dass einige Symptome weniger ausgeprägt auftreten oder sich der Schwerpunkt der

Symptomatik verschiebt. Insbesondere durch das Erlernen von verschiedenen Umgangsstrategien kann sich das Gesamtbild einer ASS im Laufe des Lebens sehr unterschiedlich darstellen. In den meisten Fällen bleiben die Kernsymptomatik (vgl. Kapitel 2.1) und die autismusspezifischen Probleme jedoch bestehen. Etwa 75 bis 90 % derjenigen, die im Kindes- oder Jugendalter mit einer ASS diagnostiziert wurden, erfüllen auch im Erwachsenenalter noch die diagnostischen Kriterien.

Merke:

Auch wenn sich das Erscheinungsbild im Laufe der Entwicklung jedes Menschen mit ASS ändern kann, sind autismusspezifische Schwierigkeiten bei den meisten Betroffenen lebensbegleitend und die Diagnose besteht in der Regel bis ins Erwachsenenalter weiter.

2.3 Wann werden die Auffälligkeiten als ASS bezeichnet?

Einige der beschriebenen Auffälligkeiten können auch bei anderen psychischen Erkrankungen oder kurzzeitig im Rahmen einer normalen Entwicklung in abgeschwächter Form auftreten. Ausschlaggebend für die Diagnose einer ASS ist, dass die Symptome einen bestimmten Schweregrad aufweisen, personen- und situationsübergreifend sind, überdauernd auftreten und das Kind in seiner weiteren Entwicklung behindern oder sein alltägliches selbstständiges Leben beeinträchtigen. Sollte der Verdacht auf eine ASS bestehen, weil verschiedene der oben beschriebenen Symptome von Eltern, Ärztinnen und Ärzten oder Erzieherinnen und Erziehern in unterschiedlichen Situationen und über einen längeren Zeitraum beobachtet wurden, sollte eine ausführliche Autismus-Diagnostik geplant werden. Spezialisierte Stellen mit qualifizierten Experten bieten oftmals spezielle Autismus-Sprechstunden an. Eine gute und verlässliche Diagnostik ist ausführlich und demnach häufig zeitaufwendig. Die Diagnosestellung besteht aus verschiedenen Teilen, bei welchen sowohl die Eltern als auch das Kind einbezogen werden. Das kindliche Verhalten wird beispielsweise in speziellen Spielsituationen beobachtet. Dabei werden autismusspezifische Verhaltensweisen im Rahmen standardisierter Testverfahren, die Spiele und Gespräche umfassen, untersucht. Zusätzlich wird durch ein Interview mit den Bezugspersonen die frühkindliche Entwicklung erfragt. Häufig werden auch Fragebögen an die Erzieherinnen und Erzieher oder Lehrerinnen und Lehrer des Kindes verteilt. Dies geschieht selbstverständlich nur, wenn die Eltern auch damit einverstanden sind. Über diese Fragebögen wird vor allem überprüft, ob sich die Schwierigkeiten des Kindes in gleicher oder ähnlicher Weise auch im Kindergarten oder in der Schule zeigen. Des Weiteren können damit auch Begleiterkrankungen erfasst werden, denn häufig kommen bei einem Kind oder Jugendlichen mit ASS auch zusätzliche psychische Störungen, wie z. B. eine einfache Aufmerksamkeitsdefizit-/Hyperaktivitätsstörung (ADHS, ca. 30 % aller Fälle) oder auch eine Angststörung (ca. 40 % aller Fälle) vor. Häufig zeigen Kinder mit ASS auch eine gleichzeitige Intelligenzminderung („geistige Behinderung", ca. 50 % aller Fälle). Ausschlaggebend für eine ASS-Diagnose ist das Erfüllen mehrerer festgelegter Kriterien in drei Bereichen: der *sozialen Interaktion* und *Kommunikation* sowie *repetitiven und stereotypen Verhaltensweisen*. Hierzu müssen speziell ausgebildete Fachkräfte (im Kindes- und Jugendalter: Fachärztinnen und Fachärzte für Kinder- und Jugendpsychiatrie, approbierte Kinder- und Jugendlichenpsychotherapeutinnen und -therapeuten) herangezogen werden. Es müssen nicht alle Symptome auftreten und ebenso sind einzelne Symptome alleine nicht ausschlaggebend für die Vergabe einer Autismus-Diagnose. Entsprechend des Beginns der Auffälligkeiten, der Sprachentwicklung und des Intelligenzniveaus der Kinder und Jugendlichen wird aktuell noch zwischen den Untergruppen Frühkindlicher Autismus, Asperger-Syndrom und Atypischer Autismus unterschieden. In den nächsten Jahren werden diese Untergruppen durch die umfassende Diagnose „Autismus-Spektrum-Störung" abgelöst. Hierauf gehen wir im folgenden Kapitel näher ein.

Merke:

Einzelne Symptome alleine sind nicht ausreichend für eine Diagnosestellung. Für die Vergabe einer Autismus-Spektrum-Diagnose müssen eine Kombination der Symptome und ein bedeutsamer Schweregrad der auffälligen Verhaltensweisen erfüllt sein. Eine Diagnosestellung erfolgt bei qualifizierten Stellen und umfasst sowohl die direkte Verhaltensbeobachtung des Kindes als auch eine Erhebung der (frühkindlichen) Entwicklung durch die Eltern.

2.4 Müssen in allen drei Kernbereichen Probleme auftreten?

Man unterscheidet zwischen dem Frühkindlichen Autismus, dem Asperger-Syndrom und dem Atypischen Autismus. Gemeinsam ist ihnen, dass sich in den drei übergeordneten Störungsbereichen (die sogenannte „Symptomtrias“) „Soziale Interaktion“, „Kommunikation“ und „Repetitives Verhalten“ eine festgelegte Anzahl von Verhaltensauffälligkeiten zeigen müssen.

Der *Frühkindliche Autismus* ist gekennzeichnet durch eine auffällige Entwicklung vor dem 3. Lebensjahr. Hierzu zählen Auffälligkeiten in der Sprachentwicklung, aber auch des Spielverhaltens und der wechselseitigen sozialen Zuwendung. Zudem muss eine vorgegebene Anzahl an Symptomen in zwei Bereichen der Störungstrias erfüllt sein. Häufig zeigt sich bei Betroffenen auch eine umfassende Entwicklungsverzögerung. Das Entwicklungsalter oder das Intelligenzniveau liegt dann oftmals in einem niedrigeren Bereich als bei Kindern gleichen Alters. Diese Beeinträchtigung der kognitiven Entwicklung tritt zwar häufig auf, ist jedoch kein Diagnosekriterium. In der Praxis werden Menschen mit ASS und einem Intelligenzquotienten (IQ) > 70 als „hochfunktional“ bezeichnet, während der Begriff „niedrigfunktional“ eine gleichzeitig vorhandene Intelligenzminderung anzeigt. Der Begriff bezeichnet also nicht, wie „funktional“ das Kind im Alltag zurechtkommt, sondern bezieht sich nur auf den gemessenen Intelligenzquotienten. Diese Unterscheidung findet sich allerdings nur im inoffiziellen Sprachgebrauch, der häufig von Fachpersonen gebraucht wird.

Können Sie sich erinnern, wer von den zu Beginn vorgestellten Kindern die Diagnose „Frühkindlicher Autismus“ aufweist? Die vierjährige Maxi und der 12-jährige Ferdinand. Bei der Beobachtung des aktuellen Verhaltens sind alle formalen Diagnosekriterien hinsichtlich der drei Kernsymptome erfüllt und zudem verläuft oder verlief bei beiden Kindern die Sprachentwicklung offensichtlich verzögert. In einem Interview geben die Eltern zusätzlich an, dass die meisten Auffälligkeiten, wie die mangelnden sozialen Interaktionen sowie auffällige sich wiederholende Verhaltensweisen wie das Sortieren von Gegenständen, bereits vor dem dritten Lebensjahr vorhanden waren. Obwohl Ferdinand mittlerweile flüssig spricht und seinen Entwicklungsrückstand aufgeholt hat, geben die Eltern im Interview an, dass er bis zu seinem dritten Lebensjahr kaum Sprache zeigte. Auch heute enthält seine Sprache noch wiederholte grammatikalische Fehler, vor allem beim Bilden der Vergangenheitsform. Somit ist auch Ferdinands frühkindliche Sprachentwicklung als verzögert zu bewerten und die formalen Kriterien für einen Frühkindlichen Autismus erfüllt. Beide Kinder zeigen zudem in Entwicklungs- bzw. Intelligenztests unterdurchschnittliche Leistungen.

Beim *Asperger-Syndrom* zeigt sich keine verzögerte sprachliche oder sonstige Entwicklungsverzögerung vor dem Alter von drei Jahren und das Intelligenzniveau liegt mindestens im durchschnittlichen Bereich. Die Sprache kann zwar hinsichtlich ihrer Sprachmelodie oder der Wortwahl auffällig sein, aber die frühkindlichen Meilensteine der Sprachentwicklung wurden normgerecht erreicht. Im Kleinkindalter sind motorische Manierismen oder die Beschäftigung mit Teilobjekten eher selten. Motorische Auffälligkeiten wie Ungeschicklichkeiten oder Koordinationsschwierigkeiten und Spezialfertigkeiten- und Interessen stellen häufig beobachtbare, jedoch keine zur Diagnosebildung notwendigen Merkmale dar. Abgesehen von der normgerechten sprachlichen und kognitiven Entwicklung müssen die Kriterien in den Bereichen sozialer Interaktion und stereotypen Verhaltens erfüllt sein. So erfüllen beispielsweise Katharina und Joscha die diagnoserelevanten Kriterien des Asperger-Syndroms in zwei der drei Bereiche. Zudem berichten die Eltern von einer normgerechten Entwicklung der Sprache und beide Kinder zeigen in standardisierten Intelligenztests durchschnittliche Leistungen.

Der *Atypische Autismus* zeichnet sich, wie der Name schon sagt, durch eine atypische Symptomatik aus. Das kann bedeuten, dass der Störungsbeginn sich entweder erst nach dem dritten Lebensjahr manifestiert oder sich die Symptomatik anders darstellt. Zum Beispiel sind eventuell nicht alle Störungsbereiche abgedeckt oder es sind allgemein weniger Symptome erfüllt, als für eine andere ASS-Diagnose gefordert wären. Nichtsdestotrotz müssen auch beim Atypischen Autismus eine festgelegte Anzahl an Symptomen in mindestens zwei Bereichen und eine bestimmte Schwere der Symptomatik vorliegen.

Die Unterteilung nach diesen drei Störungsbildern wird jedoch zunehmend von dem Begriff *„Autismus-Spektrum-Störungen"* abgelöst. Nach dem amerikanischen Klassifikationssystem (DSM-5) werden bereits seit 2013 keine Subgruppen mehr, sondern nur noch Autismus-Spektrum-Störungen (ASS) diagnostiziert. Und auch das Klassifikationssystem der Weltgesundheitsorganisation, nach dem sich deutsche und europäische Ärztinnen und Ärzte sowie Psychotherapeutinnen und -therapeuten richten müssen, wird sich zukünftig dieser Entwicklung anpassen. Neben der Zusammenfassung der bisherigen diagnostischen Untergruppen ändert sich noch mehr: Die bisherige Symptomtrias wird zu einer Symptomdyade aus Schwierigkeiten in der sozialen Interaktion und Kommunikation auf der einen Seite und den repetitiv-stereotypen Verhaltensmustern auf der anderen Seite zusammengefasst. Zusätzlich können der Schweregrad der ASS, der Beginn der Erkrankung, die kognitiven Fähigkeiten, zusätzlich bestehende Schwierigkeiten und, falls bekannt, die Ursache der Erkrankung definiert werden.

Merke:

Im aktuellen Klassifikationssystem wird in Abhängigkeit von Sprachentwicklung, Symptomkonstellation und Intelligenzniveau zwischen dem Frühkindlichen Autismus, dem Asperger-Syndrom und dem Atypischen Autismus unterschieden. In dem alternativen Klassifikationssystem aus den USA werden alle Autismus-Diagnosen unter dem Begriff Autismus-Spektrum-Störung (ASS) zusammengefasst. Generell müssen für eine Autismus-Diagnose die festgelegten Kriterien in den Kernbereichen „Soziale Interaktion und Kommunikation" sowie „Restriktive und repetitive Interessen" erfüllt sein.

2.5 Können diese Verhaltensweisen auch Hinweise auf andere Störungen sein?

Schwierigkeiten in der sozialen Interaktion oder stereotypes Verhalten kommen auch bei sehr vielen anderen psychischen Störungen vor, die hier nicht vollständig aufgezählt werden können. Aus diesem Grund ist es sehr wichtig, sich mit der Frage der Diagnose einer ASS bzw. der sogenannten „Differenzialdiagnose", d.h. der Frage, ob möglicherweise eine andere psychische Störung vorliegt, an geschultes Fachpersonal zu wenden. Dies sind in der Regel Fachärztinnen und Fachärzte für Kinder- und Jugendpsychiatrie und -psychotherapie sowie entsprechend spezialisierte approbierte Kinder- und Jugendlichenpsychotherapeutinnen und -therapeuten, die sich gut mit ASS auskennen. Bezüglich der Diagnose von Sprach- und Sprechstörungen ist es ratsam, zusätzlich Logopäden zu konsultieren. Einige wichtige Differenzialdiagnosen mit ihren charakteristischen Unterschieden sollen hier genannt werden.

- *Intelligenzminderung ohne ASS:* Auch bei Kindern und Jugendlichen mit einer Intelligenzminderung ohne ASS kommen oft soziale sowie vor allem auch alltagspraktische Schwierigkeiten, teilweise stereotypes Verhalten oder auch Wutanfälle aufgrund von Überforderung vor. Auch die sprachliche sowie die Spiel- und Sauberkeitsentwicklung sind in der Regel deutlich verzögert. Charakteristisch ist, dass diese Kinder und Jugendlichen einen weniger starken Schweregrad in den zentralen autismustypischen Verhaltensweisen aufweisen, der nicht über die Intelligenzminderung hinausgeht.

- *Sprachstörung ohne ASS:* Kinder mit einer rezeptiven und/oder expressiven Sprachstörung haben ebenfalls häufig deutliche Interaktionsprobleme, da sie verbal mit Gleichaltrigen nur wenig kommunizieren können und auch häufig starke Probleme im Verständnis der Sprache anderer haben. In der Regel ist bei diesen Kindern allerdings die nonverbale Kommunikation (Mimik, Gestik, Zeigen, Deuten, Emotionsausdruck etc.) unauffällig. Kinder mit reinen Artikulationsstörungen („Sprechstörungen") haben in der Regel kaum soziale Interaktionsprobleme.
- *Aufmerksamkeitsdefizit-/Hyperaktivitätsstörung (ADHS):* Auch bei Kindern und Jugendlichen mit ADHS sind soziale Interaktionsschwierigkeiten oder ein reduzierter Blickkontakt zu finden. Sie weisen tatsächlich manchmal auch leicht ausgeprägte autistische Symptome auf. Andererseits können sie von sich aus gut sozial interagieren, haben in der Regel Freunde, und die sozialen Interaktionsschwierigkeiten resultieren oft daraus, dass die Kinder aufgrund ihrer Hyperaktivität und Impulsivität für Gleichaltrige und für Erwachsene manchmal anstrengend im Umgang sind. Bei richtiger (medikamentöser) Behandlung der ADHS treten diese Interaktionsprobleme sehr viel seltener auf.
- *Störungen des Sozialverhaltens:* Kinder und Jugendliche mit unterschiedlichen Formen von Störungen des Sozialverhaltens haben ebenfalls zahlreiche Schwierigkeiten in der sozialen Interaktion, vor allem mit Erwachsenen, da sie sich oft Regeln widersetzen oder eigene Regeln aufstellen. Aber auch im Umgang mit Gleichaltrigen zeigen diese Kinder und Jugendlichen oft große Schwierigkeiten. Die Differenzialdiagnose kann manchmal sehr schwierig sein und erfordert in der Regel eine ausführliche Verhaltensbeobachtung der Interaktion mit anderen Kindern.
- *Soziale Ängstlichkeit und Soziale Phobien:* Kinder und Jugendliche mit diesen Erkrankungen zeigen ebenso in der Regel deutlich reduzierten Blickkontakt und eine starke Schüchternheit. Sie finden Referate oder Sprechen vor anderen in der Klasse sehr unangenehm, erröten oftmals im Gespräch mit anderen; bei schwerer Ausprägung vermeiden sie auch das Einkaufengehen, Restaurantbesuche oder Telefonate. Gelegentlich haben auch diese Kinder und Jugendlichen leicht ausgeprägte Sonderinteressen, zeigen Veränderungsängste und können sich nicht gut in andere hineinversetzten oder ihre Gefühle kaum beschreiben.

- *Zwangsstörungen:* Zwangshandlungen und Zwangsgedanken sind gelegentlich schwer von stereotypen Verhaltensweisen bei ASS zu unterscheiden. In der Regel sind Zwangshandlungen und -gedanken umschriebener und werden häufiger gleichförmiger wiederholt als stereotype Verhaltensweisen. Meist werden sie auch durchgeführt, um Ängste zu neutralisieren.
- *Chronische depressive Störungen/Dysthymie:* Insbesondere bei Jugendlichen und jungen Erwachsenen kann sich eine depressive Episode oder Dysthymie ähnlich dem Asperger-Syndrom ausdrücken, da auch hier eine reduzierte Mimik und Gestik sowie ein reduziertes Einfühlungsvermögen vorliegen kann.

Aus den obigen Beispielen ist ersichtlich, dass die genannten Differenzialdiagnosen durch fachliche Experten abgeklärt werden müssen, die sich mit allen genannten Krankheitsbildern gut auskennen.

2.6 Welche weiteren Schwierigkeiten und Erkrankungen treten häufig noch auf?

Die oben genannten Differenzialdiagnosen, also andere psychische oder Entwicklungsstörungen, die mit ASS verwechselt werden können, können manchmal auch zusätzlich zu einer ASS vorliegen, was die Diagnostik noch komplexer macht. Insbesondere Intelligenzminderungen, Sprachstörungen, ADHS und Angststörungen kommen häufig bei ASS vor. Zudem leiden Kinder mit ASS oft auch an Ausscheidungsstörungen, Schlafstörungen oder körperlichen Erkrankungen, wie z. B. einer Epilepsie oder einem genetischen Syndrom. Diese Erkrankungen müssen von entsprechend ausgebildeten Fachärztinnen und Fachärzten diagnostiziert und behandelt werden, was für Sie als Eltern bedeuten kann, dass Sie oft zahlreiche Arztbesuche hinter sich bringen müssen. Allerdings ist die korrekte Diagnosestellung sehr wichtig, weil Ihr Kind dann erst die richtige Therapie sowohl für ASS als auch für möglicherweise zusätzlich vorliegende Erkrankungen erhalten kann.

Zum Weiterlesen – Hilfreiche Materialien

S3-Leitlinie: Autismus-Spektrum-Störungen im Kindes-, Jugend- und Erwachsenenalter. Teil 1: Diagnostik. Verfügbar unter www.awmf.org

Freitag, C. M., Kitzerow, J., Medda, J., Soll, S. & Cholemkery, H. (2017). *Autismus-Spektrum-Störungen (Leitfaden Kinder- und Jugendpsychotherapie).* Göttingen: Hogrefe.

3 Selbstständigkeit und praktische Probleme im Alltag

Menschen mit einer Autismus-Spektrum-Störung (ASS) können, je nach Schwere der Erkrankung, sehr unterschiedlich in ihren lebenspraktischen Fertigkeiten beeinträchtigt sein. Dies betrifft – wie dies auch bei Kindern und Jugendlichen mit Intelligenzminderung oder vielen anderen psychischen Störungen unabhängig von ASS vorkommen kann – je nach kognitiven und praktischen Fertigkeiten des Kindes alltägliche Routinen wie An- und Ausziehen, Körperpflege, selbstständiges Essen, die Sauberkeitsentwicklung, Selbstorganisation und Handlungsplanung sowie das Gefahrenbewusstsein.

Diese Aspekte werden in einer entwicklungsbasierten, autismusspezifischen Förderung gezielt aufgegriffen und geübt, wobei hier immer darauf geachtet werden muss, dass das Kind die gestellten Aufgaben auch bewältigen kann. So kann z. B. ein regelmäßiger Schlafrhythmus früh eingeführt werden, Toilettentraining sollte jedoch erst ab einem Entwicklungsalter von vier bis fünf Jahren gezielt durchgeführt werden. An- und Ausziehen kann hingegen früh in kleinen Schritten geübt werden, sobald das Kind die motorischen Fertigkeiten für einzelne Handlungen (z. B. Arme heben, um beim Ausziehen zu unterstützen, Verschließen eines Klettverschlusses) aufweist. Eltern haben verständlicherweise oft den Wunsch, gerade ein Toilettentraining frühzeitig zu üben, da das Wickeln bei größeren Kindern oft anstrengend ist. Allerdings kann eine Überforderung bei dem Kind zu nachfolgenden Verhaltensproblemen, insbesondere auch aggressiver Art, führen, weshalb die vorhandenen Fertigkeiten und das Reifungsniveau des Kindes unbedingt berücksichtigt werden müssen.

Durch die vielfältigen therapeutischen Maßnahmen, die Kinder bzw. Jugendliche mit ASS erhalten können, muss das Familienleben gut strukturiert und aufeinander abgestimmt werden – besonders, wenn noch Geschwisterkinder in der Familie sind, die z. B. bestimmte Hobbys verfolgen oder anderweitige Termine haben. Auch Anfahrtswege zur Therapie können teilweise länger sein, was viel Organisationstalent der Eltern erfordert. Da bei Kindern mit einer ASS auch das Gefahrenbewusstsein geringer ausgeprägt sein kann, benötigen sie oftmals eine enge Aufsicht und Begleitung (z. B. auf dem Schulweg).

Zur Erleichterung des Alltags für Ihre Familie und Ihr Kind mit ASS haben sich folgende Maßnahmen als hilfreich erwiesen:

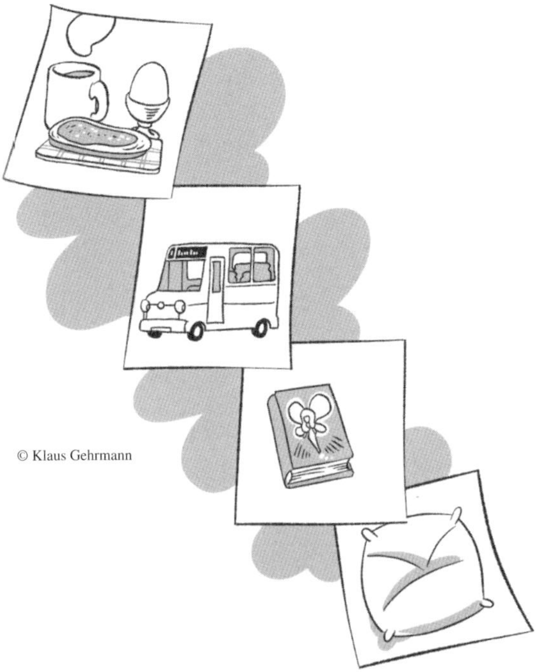

© Klaus Gehrmann

- *Visuelle Strukturierung des Tages*: Morgens oder am Vorabend können Sie mit Ihrem Kind den Tag gemeinsam planen, indem alle „Stationen", wie z. B. Frühstück, Fahrt zum Kindergarten bzw. zur Schule, einzelne Schulfächer, Nachmittagsprogramm, spezielle Termine usw. ausführlich besprochen, je nach Merkfähigkeit und Alter schriftlich notiert oder als Symbole dargestellt und in eine zeitliche Abfolge gebracht werden. Dies führt zu einer Überschaubarkeit und Vorhersehbarkeit des Tages, die für Kinder und Jugendliche mit ASS sehr hilfreich ist und stressreduzierend wirkt.
- *Zeitmanagement*: Zeitliche Orientierungshilfen können ebenfalls in der Planung berücksichtigt werden. Dies kommt dem hohen Strukturierungsbedürfnis vieler autistischer Kinder entgegen, führt für sie zu besserer Vorhersagbarkeit und vermittelt den Kindern und Jugendlichen mit ASS mehr Sicherheit.
- Im Rahmen der autismusspezifischen Frühintervention entwickeln Sie zusammen mit der Therapeutin oder dem Therapeuten oft auch weitere Übungen, die Sie unterstützen, mit Ihrem Kind im Alltag praktische Fertigkeiten zu üben. Um Ihr Kind in seiner Autonomieentwicklung zu för-

dern, können Sie beispielsweise zu erledigende Aufgaben in übersichtliche Teilschritte unterteilen, die das Kind einfacher selbstständig ausführen kann. So kann z. B. das morgendliche Umkleiden in folgende Schritte aufgeteilt werden: Schlafanzug ausziehen, Unterwäsche und Strümpfe anziehen, Hose anziehen, Pullover anziehen, Schuhe anziehen. Die einzelnen Schritte können zu Beginn mit Bildern oder Symbolen verdeutlicht werden (visuelle Strukturierung). Jeder geschaffte Schritt kann abgehakt bzw. das jeweilige Bild zur Seite gelegt werden. Zahlreiche weitere Übungen werden in der Regel im Rahmen der autismusspezifischen Frühintervention zusammen mit Ihnen, dem Kind und der Therapeutin oder dem Therapeuten erarbeitet, die Sie möglichst zu Hause auch im Alltag umsetzen sollten, damit Ihr Kind durch das häufige Üben die Fertigkeiten so gut lernen kann, dass es sie regelmäßig und auch spontan einsetzt.

- Wenn Ihr Kind in den Kindergarten oder in die Schule kommt, ist es möglich, zur Förderung bezüglich der Alltagsfertigkeiten sowie zum Aufbau von sozialer Interaktion mit Gleichaltrigen eine *Integrationshelferin* oder einen *Integrationshelfer* (im Folgenden auch Integrationskraft genannt) beim Sozial- oder Jugendamt zu beantragen. In der Vorbereitung sowie nach der Bewilligung sollte darauf geachtet werden, dass die Integrationskräfte sich mit ASS, möglichst wissenschaftlich begründeten Methoden der Förderung in der jeweiligen Altersgruppe sowie bezüglich der vorhanden sprachlichen, sozialen, emotionalen und kognitiven Fertigkeiten auskennt. Das ist nicht immer der Fall, weshalb es oft ratsam ist, dass Integrationskräfte durch Therapeutinnen oder Therapeuten oder im Rahmen von Fortbildungen geschult werden. Zudem sollten regelmäßig sogenannte runde Tische erfolgen, in denen im Abstand von ca. sechs Monaten die Förderziele, -methoden und bisherigen Erfolge kritisch reflektiert und ggf. auch neu festgelegt werden. Gelegentlich besteht eine Art „Automatismus", dass Kindergarten oder Schule bei Vorliegen einer ASS-Diagnose bei einem Kind die Integrationshilfe fordern. Dies ist nicht immer sinnvoll und notwendig; eine Entscheidung muss im Einzelfall und unter Formulierung klarer Förderziele getroffen werden. Viele Kinder, gerade im hochfunktionalen Bereich, kommen auch gut ohne Integrationshilfe zurecht.

4 Was sind die Ursachen einer Autismus-Spektrum-Störung?

Autismus-Spektrum-Störungen (ASS) sind angeborene Erkrankungen. Bei den betroffenen Kindern und Jugendlichen entwickeln sich zahlreiche höhere Funktionen des Gehirns in veränderter Art und Weise, wobei die zugrunde liegenden biologischen Mechanismen bisher noch nicht vollständig aufgeklärt sind. Die Veränderung bei ASS betrifft zahlreiche Gehirnfunktionen, die notwendig für die sensorische Wahrnehmung und die Verarbeitung von Reizen sind, aber auch komplexe soziale Fertigkeiten, Aufmerksamkeitsfunktionen, Imitation, Handlungsplanung und Selbststeuerung beeinflussen. Bei den meisten Personen mit ASS sind genetische Risikofaktoren als ursächlich anzunehmen, wobei hier vielfältige verschiedene genetische Risikofaktoren beschrieben worden sind. Eine entsprechende genetische Diagnostik sollte deshalb immer von Fachleuten vorgenommen werden. In Deutschland ist hierbei immer auch eine genetische Beratung notwendig und vorgeschrieben. Neben den genetischen Risikofaktoren sind einige schwangerschaftsbezogene Risikofaktoren gut belegt: (1) Medikamentenkonsum der Mutter in der Schwangerschaft, insbesondere Valproinsäure (Antiepileptikum); möglicherweise auch andere Antiepileptika oder auch Antidepressiva. Die Notwendigkeit der Einnahme der Medikamente in der Schwangerschaft sollte deshalb immer gut abgewogen werden. (2) Virusinfektionen, insbesondere Röteln-Infektion. Aus diesem Grund ist die entsprechende Impfung vor Eintreten der Schwangerschaft dringend zu empfehlen. In Deutschland ist die Schwangerschaftsvorsorge sehr gut, sodass in der Regel alle werdenden Mütter bezüglich der genannten Risikofaktoren gut beraten und überwacht werden.

5 Was kann man tun?

Da Autismus-Spektrum-Störungen (ASS) sich in verschiedenen Schweregraden sowie durch jeweils individuelle Besonderheiten und Schwierigkeiten äußern, ist es nicht möglich, eine allgemeingültige Vorgehensweise bezüglich der Behandlung zu empfehlen. Allerdings gibt es Richtlinien und zahlreiche neuere Studien, die zunehmend deutlich machen, welche Therapie, Intervention oder Förderung wirksam ist und welche auch schädlich sein kann.

Das Ziel jeglicher Unterstützungsmaßnahmen ist grundsätzlich immer die Verbesserung der Lebensqualität des betreffenden Kindes oder Jugendlichen und seiner Familie. Dazu soll dem Kind bzw. Jugendlichen einerseits die individuell bestmögliche Förderung zuteilwerden, damit es die eigenen Potenziale entfalten und ein möglichst selbstbestimmtes Leben führen kann. Andererseits sollen auch die anderen Familienmitglieder entlastet werden, um bei ihnen eine Verbesserung der Lebensqualität sowie eine Reduzierung ihrer Belastungen zu erwirken. So kann erreicht werden, dass eine umfassende Unterstützung des Kindes durch seine Eltern möglich ist.

Es bestehen zahlreiche unterschiedliche Möglichkeiten der Therapie und Förderung, die jeweils mit den Eltern sowie den behandelnden Ärztinnen und Ärzten, Therapeutinnen und Therapeuten und auch den jeweiligen Mitarbeitern von Jugend- oder Sozialamt besprochen werden müssen (falls die Therapie über die Jugend- oder Sozialhilfe finanziert wird). Die Notwendigkeit der einzelnen Therapiemaßnahmen unterscheidet sich je nach Schweregrad der Ausprägung der ASS und sollte dem Motto „so viel wie nötig – so wenig wie möglich" folgen. Sie kann beispielsweise durch eine ambulante autismusspezifische Therapie in Kombination mit weiteren Fachtherapien, z. B. Logopädie, indizierter medikamentöser Behandlung sowie ggf. einer Integrationskraft für den Kindergarten oder die Schule erfolgen. Bezüglich der Behandlung von schwerer ausgeprägten weiteren psychischen Störungen, wie z. B. Angst- oder Zwangsstörungen, sowie zur Krisenintervention bei akuter Suizidalität oder selbst- bzw. fremdaggressivem Verhalten steht die teilstationäre (ab dem Alter von ca. 5 Jahren) oder die stationäre Behandlung (ab dem Alter von ca. 6 bis 7 Jahren) in kinder- und jugendpsychiatrischen Kliniken zur Verfügung. Diese sollte gezielt und frühzeitig erfolgen, um eine Chronifizierung der vorhandenen zusätzlichen psychischen Störungen zu verhindern. Bei manchen Kindern oder Jugendlichen, insbesondere bei denjenigen, die auch eine intellektuelle Behinderung zeigen, kann es im Laufe der Zeit notwendig werden, eine spezialisierte Wohneinrichtung zu suchen, wenn eine Betreuung zu Hause nicht gewährleistet werden kann.

In den folgenden Kapiteln sind ausführlichere Informationen und konkrete Ratschläge zusammengefasst, wie Eltern und andere Bezugspersonen ein Kind mit ASS unterstützen können.

5.1 Was können Eltern tun?

Sie als Eltern sind natürlicherweise in ganz besonderem Maße in die Bewältigung der alltäglichen Herausforderungen einbezogen. Dies kann oftmals eine große psychische und emotionale Belastung bedeuten. Sie stehen fast täglich vor Herausforderungen in alltagspraktischer Hinsicht, wie z. B. die Teilhabe im Kindergarten, in der Schule oder der Einstieg in das Berufsleben gelingen und unterstützt werden können. Eltern sind diejenigen, die mit allen Fachpersonen und Institutionen in engem Kontakt stehen und über die Auswahl und Durchführung von geeigneten Fördermaßnahmen entscheiden. Es gibt vielfältige Unterstützungs- und Förderungsangebote für Kinder bzw. Jugendliche mit ASS, die Sie in Anspruch nehmen können. Aufgrund der besonderen und vielfältigen Belastungen kann es immer auch zu familiären Problemen kommen, möglicherweise auch zu Selbstvorwürfen, Zweifeln an der Richtigkeit von Entscheidungen sowie Unverständnis von außenstehenden Personen. Sich nach außen hin immer wieder erklären zu müssen und Vorurteile über ASS auszuräumen, ist kräftezehrend. Hinzu kann auch die eigene Enttäuschung kommen, dass Ihr Kind mit ASS keine so tiefe emotionale Bindung zu Ihnen oder auch anderen Personen aufbauen kann, wie Sie es sich als Eltern wünschen und vorgestellt haben. Schwierigkeiten ergeben sich auch oft für die Geschwisterkinder. Häufig müssen sie zurückstehen und Rücksicht auf die besonderen Bedürfnisse des Bruders oder der Schwester mit ASS nehmen.

Um Sie bei Ihren Entscheidungen zu unterstützen, versuchen wir im Folgenden, Ihnen einen Überblick über die wichtigsten Schritte und möglichen Maßnahmen zu geben, die hilfreich in der Gestaltung Ihres Alltagslebens sein können.

Erste Schritte bei Auffälligkeiten in der Entwicklung des Kindes

Wenn Sie als Elternteil beobachten oder vermuten, dass Ihr Kind sich anders entwickelt, als es vielleicht das ältere Geschwisterkind im selben Alter getan hat oder Gleichaltrige aus dem Kindergarten bzw. der Schule oder wenn Erzieherinnen und Erzieher oder Lehrerinnen und Lehrer solche Beobachtungen berichten, sollten Sie zunächst die Beratung Ihrer Kinderärztin oder Ihres Kinderarztes in Anspruch nehmen. Auffälligkeiten in der Entwicklung können viele Gründe haben und manchmal liegen scheinbare Auffälligkeiten auch noch ganz im Rahmen einer normalen Entwicklung.

Wenn Sie bei Ihrem Kind deutliche Hinweise auf die in Kapitel 2 beschriebenen Symptome beobachten, gilt es zunächst einmal, diese professionell abklären zu lassen. In der Regel sollte dies in einer spezialisierten kinder- und jugendpsychiatrischen Einrichtung erfolgen, da hier auch die psychiatrischen Differenzialdiagnosen direkt abgeklärt werden können. Ihre Kinder- oder Hausärztin oder -arzt kann Sie entsprechend überweisen, in manchen Bundesländern können Sie sich auch selbst direkt in kinder- und jugendpsychiatrischen Institutsambulanzen oder bei spezialisierten Praxen oder spezialisierten sozialpädiatrischen Zentren anmelden.

Sie sollten eine ausführliche kinder- und jugendpsychiatrische Diagnostik insbesondere dann in Erwägung ziehen, wenn Ihr Kind

- nur sehr verzögert oder keine Sprache entwickelt, von Ihnen Gesagtes häufig wiederholt (Echolalie) oder neue Wörter erfindet, deren Bedeutung anderen Personen nicht geläufig ist (Neologismus);
- Ihrem Blick nicht folgt, selbst keinen Blickkontakt herstellt oder diesen nicht variieren kann (dies fällt häufig als eine Art „Starren“ auf);
- kein „soziales Lächeln“ zeigt, selbst wenig Gestik und/oder Mimik benutzt und auf diese bei anderen Personen nicht reagiert;
- nicht auf Spielangebote von Gleichaltrigen eingeht und lieber für sich mit immer denselben Spielzeugen spielt (diese z. B. immer wieder aufreiht); kein Fantasiespiel oder „So-tun-als-ob“-Spiel zeigt;
- nicht auf seinen Namen reagiert oder anderen Personen kaum Beachtung schenkt;
- zwanghaft an Abläufen und Ritualen festhält.

Sollte eine Autismus-Diagnose vorliegen, gehört eine fachkundige Beratung zu Therapie- und Fördermöglichkeiten zur Diagnosestellung. Liegt keine Autismus-Diagnose vor, sollten möglicherweise vorhandene andere Diagnosen fundiert abgeklärt und behandelt werden. Leider machen viele Betroffene und Eltern die Erfahrung, dass der Weg zu einer Autismus-Diagnose lang und kräftezehrend sein kann. Nicht alle Fachärztinnen und Fachärzte sowie approbierte Psychotherapeutinnen und -therapeuten verfügen derzeit über die notwendigen Fachkenntnisse, um eine ASS sicher zu diagnostizieren. Aus diesem Grund wird auch empfohlen, sich an spezialisierte Stellen zu wenden, die interdisziplinär zusammengesetzt sind und im Team arbeiten.

Informationen einholen

Wenn Sie im Internet Informationen über ASS einholen, achten Sie darauf, dass Sie Inhalte, die dem gängigen Forschungsstand widersprechen oder allzu große Hoffnungen schüren (wie z. B. das Versprechen, ASS vollständig heilen zu können), kritisch hinterfragen.

Informationsquellen zu ASS – Hilfreiche Materialien

- Der Bundesverband autismus Deutschland e.V. ist ein Selbsthilfeverband und vertritt die Interessen von Menschen mit Autismus und ihrer Angehörigen. Hier finden Sie allgemeine Informationen zu Autismus und Themen, wie z.B. Rechtsratgeber (www.autismus.de).
- Informationen zur wissenschaftlichen Erforschung von Autismus finden Sie auf der Homepage der Wissenschaftlichen Gesellschaft Autismus Spektrum e.V. (www.wgas-autismus.org).
- Homepages von Selbsthilfegruppen für hochfunktionale Personen mit ASS sind unter www.aspies.de oder www.shg-asperger-syndrom.de vertreten.

Transparenter Umgang mit dem Kind bzw. Jugendlichen

Je nach Alter und Schweregrad der Beeinträchtigung Ihres Kindes sollten Sie – wenn möglich gemeinsam mit der diagnostizierenden und behandelnden Fachärztin bzw. dem Facharzt für Kinder- und Jugendpsychiatrie, der Kinder- und Jugendlichenpsychotherapeutin bzw. -therapeuten oder ggf. einer entsprechend spezialisierten Kinderärztin bzw. -arzt – sowohl die Diagnosestellung als auch das Ergebnis und weitere geplante Schritte transparent mit Ihrem Kind besprechen. Dies verhindert weitere Unsicherheiten in dieser ohnehin schon ungewohnten Situation und bezieht das Kind soweit wie möglich in die ungewohnten Abläufe und anstehenden Entscheidungen mit ein.

Auf die neue Situation einstellen

Die Diagnose und deren Behandlungsmöglichkeiten, die nicht zu einer ursächlichen Heilung führen können, sind für Angehörige oftmals schwer zu verstehen und zu akzeptieren. Für andere wiederum bedeutet es, eine Erklärung und einen „Namen" für die Auffälligkeiten zu haben, was auch erleichternd wirken kann. Sich auf die neue Situation einzustellen, benötigt Zeit und Energie, und es wird immer wieder zu Höhen und Tiefen kommen. Viele Eltern oder Bezugspersonen empfinden dabei häufig Niedergeschlagenheit, Hoffnungslosigkeit, Traurigkeit und ähnliche Gefühle. Erlauben Sie sich, auch diese Gefühle zu haben. Sie gehören zu einem normalen Verarbeitungsprozess dazu. Sorgen Sie auch für sich selbst und organisieren sich bei persönlichen Krisen professionelle Hilfe in Form von Beratungsgesprächen oder einer eigenen Psychotherapie, wenn diese Gefühle Überhand nehmen und Sie in der Bewältigung Ihres Alltags beeinträchtigt werden. Dies gilt ebenso, wenn es auf der Paarebene oder in der Familie insgesamt (z. B. mit Geschwisterkindern) Schwierigkeiten im Zusammenleben gibt (z. B. durch Vorwürfe oder Entfremdung u. ä.), bei denen Sie sich Hilfe und Unterstützung wünschen.

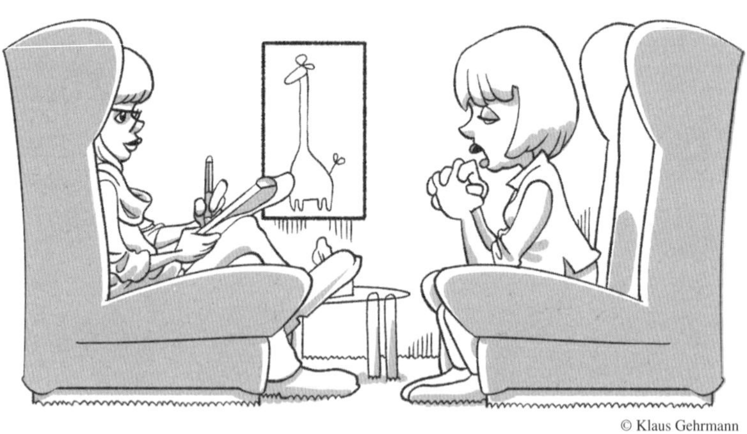

Aufklärung des Umfeldes

Sie sollten auch überlegen, zu welchem Zeitpunkt und in welchem Umfang Sie Ihr soziales Umfeld (Geschwisterkinder, Familie, Erzieherinnen und Erzieher, Lehrerinnen und Lehrer, Freunde, Nachbarn usw.) über die Autismus-Diagnose aufklären wollen bzw. dies zum Wohle Ihres Kindes tun sollten. Je nach Alter und Schweregrad der Beeinträchtigung können Sie dies mit Ihrem Kind vorab besprechen und es einbeziehen („Wer soll was erfahren?"). Durch die Informationsweitergabe beugen Sie möglichen Vorurteilen vor und erhalten häufig mehr Verständnis für Ihre Situation. In evtl. auftretenden schwierigen Phasen können Sie zudem einfacher und schneller auf die Unterstützung der jeweiligen Personen oder Institutionen zurückgreifen. Insbesondere mit Erzieherinnen und Erziehern im Kindergarten, Klassenlehrerinnen und Klassenlehrern oder auch Schuldirektorinnen und Schuldirektoren sollte in der Regel frühzeitig das Gespräch gesucht werden, da Sie so Schwierigkeiten Ihres Kindes in seinem Kindergarten- oder Schulalltag vorbeugen und auch frühzeitig Unterstützungsmöglichkeiten planen können.

Gespräche über Autismus – Hilfreiche Materialien

- Zur Orientierung in Gesprächen mit dem Kind über die Autismus-Diagnose: Vermeulen, P. (2013). *„Ich bin was Besonderes". Arbeitsmaterialien für Kinder und Jugendliche mit Autismus-Spektrum-Störungen.* Dortmund: Verlag modernes lernen.
- Für Gespräche mit jüngeren Geschwisterkindern gibt es Bilderbücher, z.B. Seger, B. (2011). *Was ist mit Tom? Geschichten zur Aufklärung über Autismus (Aspergersyndrom) in Kindergarten und Grundschule.* Ulm: Kater-Verlag.
- Bücher für und von Erwachsenen haben unterschiedliche Schwerpunkte:
  - Speziell für Mädchen und Frauen: Preißmann, C. (2013). *Überraschend anders: Mädchen und Frauen mit Asperger.* Stuttgart, TRIAS.
  - Eine Autobiografie eines Schriftstellers mit der Diagnose ASS: Brauns, A. (2004). *Buntschatten und Fledermäuse. Mein Leben in einer anderen Welt.* München: Goldmann.

Förderung und Hilfen organisieren

Es ist empfehlenswert, sich möglichst schnell nach der Diagnosestellung auf die Wartelisten geeigneter therapeutischer Institutionen mit Behandlungsschwerpunkt ASS und Verhaltenstherapie setzen zu lassen. Durch eine solche Anmeldung besteht die Möglichkeit, jedoch noch keine Verpflichtung, die Therapie tatsächlich zu beginnen, wenn ein Platz frei wird. Leider stehen im Bereich der autismusspezifischen Therapie aktuell in manchen Regionen noch deutlich zu wenig Therapieplätze zur Verfügung.

Geeignete Therapieformen

In wissenschaftlichen Studien hat sich gezeigt, dass in der Behandlung von ASS besonders verhaltenstherapeutische Ansätze sowie die gezielte medikamentöse Therapie wirksam sind. Für Sie als Eltern bieten sich insbesondere nach der Diagnose psychoedukative Elterntrainings an, die zunehmend zahlreicher angeboten werden. Die Inhalte sind zunächst die Aufklärung über ASS selbst, andererseits können Sie in der Gruppe mit anderen Eltern auch effektive Umgangsweisen mit Ihrem Kind erarbeiten und üben, was in der Regel eine Erleichterung für den Alltag mit dem Kind mit sich bringt. In den meisten größeren Städten gibt es spezielle Eltern-Selbsthilfegruppen oder Eltern-Stammtische. Dort können Sie regionale Informationen über spezialisierte Institutionen, Autismus-Therapeutinnen und -Therapeuten, geeignete Schulen usw. erhalten. Oft können durch die Treffen auch langjährige und intensive Freundschaften zwischen den Familien entstehen. Zunehmend etablieren sich auch parallel stattfindende Jugendtreffs speziell für Jugendliche mit ASS.

Zusätzlich wird insbesondere für Klein- und Vorschulkinder auch eine autismusspezifische Verhaltenstherapie im Zwei-zu-eins- oder Eins-zu-eins-Setting angeboten, in die Sie als Eltern eng einbezogen sein sollten. Hier sind die Ziele einerseits, dass das Kind Fertigkeiten und Verhaltensweisen lernt (z. B. Blickkontakt, kommunikative Verhaltensweisen), andererseits nachteilige Verhaltensweisen (z. B. aggressives oder stereotypes Verhalten) ablegt. Die Studienlage zeigt, dass entwicklungspsychologische Grundlagen und der Einbezug der Eltern wichtig für eine effektive Therapie sind. Zudem sollte die Therapie sobald wie möglich in der Gruppe stattfinden, insbesondere bei Schulkindern und Jugendlichen, damit Kinder mit ASS vor allem ihre sozialen Interaktionsfertigkeiten mit Gleichaltrigen gut üben können. Institutionen, die autismusspezifische Therapien anbieten, sollten über die aktuelle Studienlage informiert sein und ihnen entsprechend Empfehlungen und individuell zugeschnittene Therapieverfahren anbieten können.

Ungeeignete Therapieformen

Der Markt und die Vielfalt der Angebote sind sehr groß. Oft werden ungeeignete Therapiemaßnahmen und Interventionen unter der Bezeichnung „alternative Therapien“ angeboten, wie z. B. „Ausleitungstherapien“, die Gabe von Vitamin- und anderen Präparaten oder die Durchführung einer besonderen Diät. Da die meisten dieser Therapieformen nicht ausreichend wissenschaftlich überprüft wurden und manche sogar Ihrem Kind schaden, sollten Sie diese Methoden unbedingt kritisch hinterfragen – besonders, wenn eine vollständige Heilung der ASS versprochen wird. Auch bezüglich der zahlreichen angebotenen computerbasierten Trainings ist Vorsicht geboten. Sie sind in der Regel nicht wissenschaftlich auf ihre Wirksamkeit untersucht. Zentral ist, dass ein Kind bzw. Jugendlicher soziale Interaktion und Kommunikation nur in der echten Interaktion mit anderen Personen lernt, jedoch nicht in Interaktion mit Computerprogrammen, auch wenn diese noch so interessant sein mögen.

Behandlung von komorbiden Störungen

Zusätzliche vorhandene psychische Störungen oder körperliche Erkrankungen sollten in der Regel vor oder auch während einer autismusspezifischen Verhaltenstherapie medikamentös behandelt werden. Dies trifft insbesondere auf Epilepsien, ADHS und Zwangserkrankungen zu. Stark ausgeprägtes aggressives oder stereotypes Verhalten kann ggf. zusätzlich zur Verhaltenstherapie auch medikamentös beeinflusst werden.

Realistische Ziele festlegen

Behalten Sie im Blick, dass die (Förder-)Ziele für Sie und Ihr Kind realistisch und erreichbar bleiben. Kleinere Ziele zu stecken bedeutet, diese besser und schneller erreichen zu können und das Kind nicht zu frustrieren. Dadurch steigt die Wahrscheinlichkeit, dass alle Beteiligten langfristig engagiert bleiben, Fortschritte erzielt und Erfolge gefeiert werden können. Legen Sie deshalb gemeinsam mit der Therapeutin oder dem Therapeuten des Kindes sinnvolle Ziele sowohl für die Therapie als auch den häuslichen Rahmen fest und setzen Sie zu Hause hilfreiche Techniken im Umgang mit Ihrem Kind um, die Ihnen der Behandler gezeigt und erläutert hat. Auch Ihre Ideen sind dabei wichtig und auch Sie können wertvolle Informationen, z. B. bei einem kleineren Kind über beliebte Spielzeuge und Aktivitäten, einbringen, die dann therapeutisch für die Förderung als Belohnung eingesetzt werden können.

Die Wohnsituation überdenken

Die Lebensumwelt kann für Kinder und Jugendliche mit ASS aufgrund der vielen Sinneseindrücke, die sie durch ihre besondere Wahrnehmung möglicherweise schlechter verarbeiten können, als verwirrend und als Reizüberflutung empfunden werden. Das Umfeld kann jedoch mit einfachen Mitteln für das betreffende Kind so gestaltet werden, dass es sich besser zurechtfinden kann. Klare zeitliche und räumliche Strukturierungen sind für Kinder mit ASS zur verbesserten Orientierung generell hilfreich. Besonders durch visuelle Hilfsmittel, wie Bilderkarten bzw. Fotos, die in eine zeitliche Abfolge (z. B. ein Tagesablauf) gebracht werden, farblichen Kennzeichnungen von Alltagsgegenständen (z. B. Schubladen) oder Sanduhren zur Visualisierung von Zeit, ist dies auch zu Hause ohne großen Aufwand möglich. Durch die verbesserte Möglichkeit, Sachverhalte einfacher einordnen zu können, werden in vielen Fällen auch die durch Überforderung auftretenden Anspannungszustände verringert.

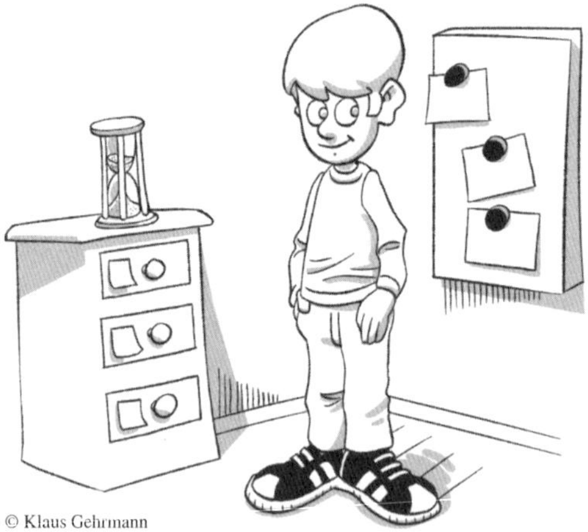

© Klaus Gehrmann

Die Entwicklung von Autonomie, also eine Loslösung vom Elternhaus, ist auch für Jugendliche mit ASS ein Schritt, den sie – mit ausreichender Unterstützung – gehen können und sollten. Die Organisation einer geeigneten Wohnsituation ist abhängig vom Schweregrad der Beeinträchtigung und kann von therapeutischen Wohngruppen mit durchgängiger Fürsorge und angeschlossenen Werkstätten über sogenanntes betreutes Wohnen, bei denen täglich eine Betreuungsperson zu Besuch kommt, bis hin zur eigenständigen Lebensführung reichen.

Notfälle

In besonderen Notsituationen (z. B. bei außergewöhnlich starken Erregungszuständen, die sich nicht durch gewohnte Methoden regulieren lassen und zu selbst- oder fremdgefährdenden Verhaltensweisen führen) können Sie sich zu jeder Tages- und Nachtzeit an den Notdienst Ihrer zuständigen Kinder- und Jugendpsychiatrie wenden.

5.2 Was können Lehrerinnen und Lehrer tun?

Ein autistisches Kind in der Klasse zu haben, ist oftmals auch für Lehrerinnen und Lehrer eine besondere Herausforderung. Falls Sie bei einem Schüler oder einer Schülerin Auffälligkeiten bemerken, die auf eine ASS hindeuten können, sollten Sie die Eltern darauf ansprechen und ggf. weiterführende Untersuchungen anregen oder die bereits bestehende Diagnose besprechen.

ASS unterscheiden sich, wie die Fallbeispiele im ersten Kapitel zeigen, sowohl in der Konstellation ihrer Symptome als auch in ihrem Schweregrad deutlich. Deswegen können auch für den schulischen Bereich nur begrenzt allgemeingültige Aussagen über hilfreiche Maßnahmen im Unterricht gemacht werden. Einige grundlegende Aspekte sind jedoch hilfreich, um einerseits dem Kind oder dem Jugendlichen mit ASS die Teilhabe am Bildungsangebot und andererseits Ihnen als Lehrkraft die Gestaltung des „inklusiven Unterrichts" zu erleichtern.

Zunächst ist es wichtig, sich bewusst zu machen, dass sich Kinder und Jugendliche mit einer ASS nicht absichtlich anders verhalten, sondern dass Ihnen bestimmte „normale Verhaltensweisen" oftmals nicht automatisch gelingen, und erst gelernt und geübt werden müssen. Hierzu gehört zum Beispiel das freundliche Begrüßen und Verabschieden, sich in andere hineinzuversetzen oder auf das Gegenüber einzugehen.

Informationen einholen

Wenn Sie noch keine Erfahrungen mit Schülerinnen oder Schülern mit ASS haben, ist es hilfreich, sich zunächst weitere Informationen einzuholen. Häufig können erste Fragen bereits in einem Gespräch mit den Eltern geklärt werden, denn Eltern sind oftmals sehr gut informierte Experten für die Erkrankung ihres Kindes. Wenn die Erlaubnis der Eltern vorliegt und sich das Kind in therapeutischer Behandlung befindet, ist auch immer ein Gespräch mit der behandelnden Therapeutin bzw. dem behandelnden Therapeuten hilfreich. In der Regel sind die Therapeutinnen und Therapeuten sehr an einem Austausch mit der Schule interessiert. Grundlegendes Wissen über ASS ist wichtig, um das Lernen in der Schule zu erleichtern und über mögliche Veränderungen im Klassenraum oder im Unterricht nachdenken zu können.

Informationsquellen zu ASS für Lehrer – Hilfreiche Materialien

- Das Booklet *Leitlinien zur inklusiven Beschulung von Schülern mit Autismus* finden Sie bei Autismus Deutschland e.V. unter www.autismus.de
- Ausgewählte Schulen sind in einigen Bundesländern als (über-)regionale Sonderpädagogische Förder- und Beratungszentren (BFZ) ausgewiesen. Sie dienen als Kooperationspartner bei der Beschulung kranker oder chronisch kranker Schülerinnen und Schüler. Informationen sind beim jeweiligen Kultusministerium zu finden.
- Eine Handreichung gibt es vom Landesbildungsserver Baden-Württemberg: Ministerium für Kultus, Jugend und Sport Baden-Württemberg. (Hrsg.). (2009). *Handreichung zur schulischen Förderung von Kindern und Jugendlichen mit autistischen Verhaltensweisen.* Verfügbar unter http://www.schule-bw.de/schularten/sonderschulen/autismus/empfehlungen/Autismus-Handreichung.pdf
- Internetauftritte von Selbsthilfegruppen von und für Menschen mit Asperger-Autismus sind unter www.aspies.de und www.shg-asperger-syndrom.de zu finden.
- Erklärungen, Hilfemaßnahmen und Beispiele für die praktische Umsetzung gibt es in der Broschüre: Dankowski, H., Grebner, J., Heilmaier, M., Lechner, K. & Weilmann, J. (2015). *Was tun, wenn Schüler Autismus haben? Erklärungen – Hilfemaßnahmen – Beispiele* (herausgegeben von B. Carl & R. Taurines). Würzburg: Julius-Maximilians-Universität Würzburg, Zentrum für Lehrerbildung und Bildungsforschung. Verfügbar unter http://www.verein-menschenskinder.de/downloads/autismus-broschuere.pdf

Inklusion

Seit des politischen Beschlusses der UN (2009) über die Einführung bzw. Umsetzung des inklusiven Bildungssystems („Inklusion“) gilt als Regelfall der gemeinsame Unterricht von Schülerinnen und Schülern mit und ohne Behinderung. Merkmal der Inklusion ist es, dass die Rahmenbedingungen so flexibel wie notwendig an die jeweiligen Bedürfnisse angepasst werden, sodass die Teilhabe des Einzelnen am Leben in der Gemeinschaft gewährleistet werden kann.

In Absprache mit der Schülerin oder dem Schüler mit ASS und dessen Eltern sollten Sie überlegen, ob, wann und wie Sie die Klasse über ASS aufklären können, um die Akzeptanz in der Klasse zu erhöhen, Vorurteile auszuräumen, möglicherweise seltsam anmutende Verhaltensweisen besser einordnen zu können und Mobbing vorzubeugen. Wenn die Schülerin oder der Schüler eine autismusspezifische Therapie in Anspruch nimmt, können Sie dies mit der Therapeutin oder dem Therapeuten besprechen und ggf. gemeinsam durchführen.

Integrationskraft

Ein wichtiges Element bei der Umsetzung der Inklusion können Integrationskräfte („I-Helfer“, auch: Teilhabeassistenz) sein, die von den Eltern beim zuständigen Jugend- oder Sozialamt beantragt werden können. Sie sollen der betreffenden Schülerin oder dem betreffenden Schüler so viel individuelle Unterstützung wie nötig geben – aber bestenfalls auch so wenig wie möglich. Diese Unterstützung soll nicht nur bei der Bearbeitung der Aufgaben im Unterricht, sondern auch in den Pausensituationen, beispielsweise bei Interaktionen mit Gleichaltrigen, erfolgen. Letztere sind für autistische Kinder bzw. Jugendliche häu-

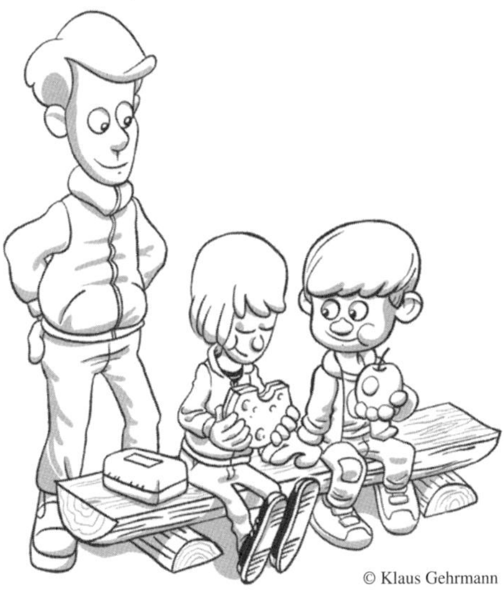

© Klaus Gehrmann

fig eine große Herausforderung, da soziale Situationen für sie nicht intuitiv einschätzbar sind und deswegen zu Unsicherheiten und somit evtl. zu unerwünschten (z. B. aggressiven) Verhaltensweisen führen können. Integrationskräfte sollten spezifische Kenntnisse im fördernden Umgang mit Schülerinnen und Schülern mit ASS haben und im Idealfall Inhalte, die in der Therapie oder im Gespräch mit den Lehrerinnen oder Lehrern erarbeitet wurden, mit dem Kind umsetzen sowie die soziale Interaktion mit anderen Kindern fördern. Lokal stehen sehr unterschiedlich qualifizierte Integrationskräfte zur Verfügung, sodass im Einzelfall entschieden werden muss, ob die Unterstützung sinnvoll und hilfreich ist. In Helfergesprächen mit dem Jugend- oder Sozialamt wird individuell festgelegt, in welchem zeitlichen Rahmen die Integrationskraft das Kind unterstützen sollte.

Nachteilsausgleich

Der Nachteilsausgleich dient dazu, Einschränkungen aufzuheben und zu verringern. Er soll dementsprechend dem benachteiligten Kind ermöglichen, mit den anderen Kindern in den Vergleich treten zu können und entspricht damit dem Grundgesetz, dass niemand aufgrund seiner Behinderung benachteiligt werden darf. Individuell und je nach Landesrecht kann einem Kind oder Jugendlichen mit ASS auch ein Nachteilsausgleich in Form individueller Bewertungsmöglichkeiten in der Schule gewährt werden. Beispiele hierfür sind mehr Zeit für Klausuren zu gewähren, die Möglichkeit, Prüfungen generell schriftlich ablegen zu können oder das Aussetzen von Noten im Sportunterricht. Der Nachteilsausgleich sollte immer individuell definiert werden.

Autismustypische Besonderheiten in der Schule

In der Schule können Kinder und Jugendliche mit ASS lernen, in sozialen Gruppen zu agieren, gelernte Fertigkeiten zu festigen und anzuwenden. Unerwünschte oder störende Verhaltensweisen treten bei Schülerinnen und Schülern mit einer ASS in der Schule oft aus Verunsicherung, Angst oder Überforderung auf. Diesen entsprechend zu begegnen, kann bereits zu deutlicher Erleichterung und Entspannung bei dem Kind und seinen Eltern führen. Erfahrungsgemäß sind die folgenden autismustypischen Besonderheiten in der Schule besonders zu berücksichtigen:

- Viele Kinder bzw. Jugendliche mit ASS empfinden angesichts der vielfältigen Reize in der Schule schnell eine „Reizüberflutung" und weisen eine erhöhte Geräuschempfindlichkeit auf. Versuchen Sie, der Schülerin oder dem Schüler einen geeigneten *Rückzugsraum oder -ort* in der Klasse zur Verfügung zu stellen, in dem er bzw. sie die Aufgaben bearbeiten oder sich kurz erholen kann. Wenn möglich, besprechen Sie dies transparent mit der Klasse, um die Akzeptanz zu fördern.

- Häufig besteht bei Kindern bzw. Jugendlichen mit ASS ein mangelndes Verständnis für soziale Situationen oder Fairness. In altersentsprechender Weise und in Absprache mit der Schülerin oder dem Schüler mit ASS und dessen Familie sollte die *gesamte Klasse über ASS aufgeklärt* werden, um zu erläutern, dass diese Verhaltensweisen störungsbedingt sind. Dazu können entweder Eltern oder Therapeutinnen bzw. Therapeuten einbezogen werden. Es können Klassenregeln vereinbart werden, die in schwierigen Situationen greifen (z. B. „Wenn es zu Streit mit … kommt, holen wir die Integrationskraft oder eine Lehrkraft hinzu“).
- Es kann schnell zu Überforderungen im Gruppengeschehen kommen, da Kinder und Jugendliche mit ASS gerade in Gruppen Schwierigkeiten haben (z. B. können sie bestimmte Witze oder Ironie nicht verstehen und interagieren oftmals wenig diplomatisch mit anderen Personen). Sie sollten darauf achten, dass die Schülerin oder der Schüler mit ASS in möglichst *kleinen Gruppen* mit ihm bereits *bekannten Mitschülern* arbeiten kann. Die Integrationskraft sollte auch hier moderierend zur Seite stehen oder schnell hinzugezogen werden können.
- Viele Kinder und Jugendliche mit ASS weisen ein starkes Bedürfnis nach Ordnung und Struktur auf. Dies dient ihnen als Orientierungshilfe und vermittelt Sicherheit. Die Schultage sollten für die Schülerin oder den Schüler mit ASS möglichst *gut geplant* werden (z. B. mit einem Stunden- und Raumplan) und Abweichungen so früh wie möglich bekannt gegeben werden (Ausflüge, Vertretungsstunden, Unterrichtsausfälle usw.).
- Die Fähigkeit, implizite Inhalte aus gestellten Aufgaben (schriftlich oder mündlich) herauszufiltern, fällt autistischen Kindern bzw. Jugendlichen oftmals schwer. *Klare und konkrete Aufgabenstellungen* und *präzise Wiederholungen* der Aufforderung oder Aufgabenstellung können zu einem besseren Verständnis beitragen.

Strukturierung

Grundsätzlich profitieren alle Kinder und Jugendlichen mit ASS von einem hohen Grad der Strukturierung. Dabei hilft es beispielsweise, Aufforderungen konkret zu formulieren und einen visuellen Stunden- oder Tagesablaufplan (schriftlich oder mit Symbolen oder Farben) zu erstellen und immer wieder darauf Bezug zu nehmen. Dies erleichtert es dem Kind oder Jugendlichen zu verstehen, was von ihm erwartet wird, da bei Kindern und Jugendlichen mit ASS häufig Schwierigkeiten bestehen, implizite Inhalte zu erkennen. Auch zeitliche (z. B. mit Eieruhren) und räumliche (z. B. Kennzeichnung des Sitzplatzes und des Garderobenhakens mit Farben oder Symbolen) Strukturierungshilfen sind einfach umzusetzen und sehr effektiv.

Räumliche Gestaltung

Generell ist es für Kinder mit einer ASS sehr hilfreich, die Umgebung als vorhersehbar zu erleben. Das heißt, schon das gemeinsame Anschauen der Räume oder Wege in der Schule oder das Erklären der Abläufe kann entlastend wirken. Auch die räumliche Gestaltung kann dazu beitragen, dass sich autistische Kinder und Jugendliche einfacher orientieren und besser am Unterricht teilnehmen können. Die Markierung von wichtigen Wegen (farblich, mit Hinweisschildern oder mit einem Gebäudeplan) erleichtert insgesamt die Orientierung im Gebäude. Weiterhin ist es häufig hilfreich, ablenkende Reize im Unterrichtsraum so gering wie möglich zu halten und der betreffenden Schülerin oder dem betreffenden Schüler (evtl. nach Absprache) einen Sitzplatz eher am Rand (z. B. in der Nähe der Tür) zuzuweisen. Ein Rückzugsort kann bei Reizüberflutung oder Überforderung sinnvoll sein. Allerdings sollte darauf geachtet werden, dass der Rückzugsort nur möglichst selten und kurz aufgesucht wird, da das Ziel sein sollte, das Kind im Klassenverband zu unterrichten. Deshalb sollte versucht werden, ein Klassen- und Arbeitsklima herzustellen, in dem Kinder oder Jugendliche mit ASS in der Regel gut zurechtkommt.

5.3 Was können Kinder und Jugendliche tun?

Hallo! Schön, dass du dich entschlossen hast, dieses Kapitel zu lesen. Das Kapitel richtet sich vor allem an ältere Kinder und Jugendliche.

Zuerst einmal ist es das Wichtigste, sich klarzumachen, dass alle Menschen verschieden sind. Jeder Mensch ist einzigartig und keiner gleicht dem anderen hundertprozentig. Manche Menschen sind groß, andere sind klein, wieder andere interessieren sich besonders für Geschichte oder Fahrpläne, während der nächste das schon wieder uninteressant findet. Das Wichtige dabei ist: Kein Mensch ist richtig oder falsch! Jeder Mensch ist nur einzigartig!

Autismus oder Asperger – was bedeutet das? Beide Begriffe gehören zum „autistischen Spektrum". Vielleicht hast du schon mal etwas von „Spektralfarben" gehört? Damit sind die verschiedenen Farben, z. B. rot, blau und grün, gemeint, aus denen sich das weiße Licht zusammensetzt. Genauso ist es mit den „Autismus-Spektrum-Störungen" (ASS) auch. Sie bezeichnen, ähnlich den Spektralfarben, eine ganze Bandbreite an Symptomen. In vielen Eigenschaften sind Kinder und Jugendliche, die eine „Autismus-Spektrum-Diagnose" haben also sehr unterschiedlich. Manche Eigenschaften haben jedoch die meisten gemeinsam.

Möglicherweise hast du schon bemerkt, dass du weniger Interesse an Gleichaltrigen hast, als vielleicht von dir erwartet wird. Das merkt man zum Beispiel daran, dass du nicht mit anderen Kindern spielen möchtest oder dich nicht verabredest. Oft fühlen sich Menschen mit einer ASS zunächst einmal alleine wohler oder sie wissen nicht so recht, wie sie sich Gleichaltrigen gegenüber verhalten sollen. Vielleicht verstehst du auch nicht, warum sich deine Klassenkameraden für so andere Dinge (im Jugendalter z. B. Musikbands oder Schauspieler) interessieren. Es ist ganz typisch, dass Menschen mit ASS Schwierigkeiten haben, ihre Interessen und Freude spontan mit anderen zu teilen. Vielleicht wurde dir auch schon vorgeworfen, du wärst unhöflich, weil du anderen nicht direkt in die Augen schaust, sie nicht fragst, wie es ihnen geht, oder ihnen in Gesprächen nicht genug Aufmerksamkeit schenkst? Für viele Menschen mit ASS ist es oft ganz unverständlich, warum sich andere z. B. über das Wetter unterhalten oder warum Menschen etwas sagen und etwas anderes damit meinen (z. B. durch Sprichwörter wie „Den Letzten beißen die Hunde").

Bei vielen Menschen mit einer ASS unterscheidet sich außerdem die Sprache von der anderer Kinder und Jugendlicher. Manche lernen erst recht spät gut sprechen, das sind meistens Kinder mit einem „Frühkindlichen Autismus". Kinder mit einem „Asperger-Syndrom" besitzen dagegen eine sehr gute Sprachfähigkeit, sprechen jedoch manchmal schon „sehr erwachsen". Möglicherweise bist auch du schon „Professor" genannt worden, weil sich deine Sprache von der deiner Klassenkameraden unterscheidet, vielleicht genauer und vielleicht auch ein wenig altmodisch ist? Vielleicht verwendest du auch manchmal Wörter, die andere so gar nicht kennen. Egal ob Asperger oder Frühkindlicher Autismus – Menschen mit beidem haben Schwierigkeiten, Gespräche mit anderen zu führen.

Der dritte große Bereich der Gemeinsamkeiten besteht darin, dass du vielleicht ein sehr intensives Interesse hast, mit dem du dich am liebsten die ganze Zeit beschäftigen würdest und mit dem du dich auch hervorragend auskennst. Das können z. B. Geografie, der Straßenverkehrsplan, japanische Comicfiguren oder Star Wars sein. Schwierig ist nur, dass deine Klassenkameraden nicht in gleichem Maß wie du daran interessiert sind und du dein Interesse deswegen nicht mit jemandem teilen kannst. Manche Kinder mit einer ASS haben auch besonders feste Rituale und es ist sehr wichtig für sie, dass zum Beispiel in ihrem Zimmer nichts verändert werden darf oder dass der Tag immer gleich abläuft. Wenn etwas anderes passiert, als erwartet (z. B. eine Unterrichtsstunde ausfällt oder ein Vertretungslehrer einspringt), sind sie oft sehr angespannt. Vielleicht kennst du das?

Es gibt noch mehr Besonderheiten bei Kindern und Jugendlichen mit ASS. Manche haben zum Beispiel eine besondere Wahrnehmungsverarbeitung und reagieren empfindlich auf bestimmte Kleidungsstücke, Berührungen oder auch Geräusche im Klassenzimmer. Dazu gehört auch, dass sie kleine Einzelheiten (wie z. B. eine Kette) besonders konzentriert wahrnehmen, dafür aber oft Schwierigkeiten haben, eine ganze Situation zu erfassen. Zudem fällt es oft schwer, etwas zu planen. Vielleicht fällt es dir auch manchmal schwer, wenn du dein Zimmer aufräumen oder deine Schultasche für die Woche packen sollst.

Etwa 1 % aller Menschen haben diese Besonderheiten. Du bist also nicht allein.

Was tun? Für dich ist deine Sicht der Dinge natürlich ganz selbstverständlich. Du bist damit aufgewachsen. Aber die meisten anderen Kinder haben Schwierigkeiten, deine Sicht zu verstehen. Es hilft dir, wenn du zunächst versuchst, zu verstehen, was bei dir anders ist als bei den meisten anderen Kindern. Das kann man z. B. in einer Therapie mit jemandem besprechen, der nur für dich da ist und dir versucht zu helfen, die „Sprache" der anderen besser zu verstehen. Wenn du Schwierigkeiten hast, z. B. mit anderen oder in der Schule zurechtzukommen, kann dir eine Therapeutin oder ein Therapeut helfen, die Welt um dich besser zu verstehen und mit Schwierigkeiten anders umzugehen. Dafür wird aber auch deine Mithilfe benötigt!

Für den Anfang hilft es auch, wenn du Bücher zu dem Thema liest und mit deinen Eltern besprichst. Am Ende dieses Kapitels haben wir dir schon einmal zwei Büchertipps aufgeschrieben. Für ältere Jugendliche gibt es auch „Selbsthilfegruppen". Das sind Gruppen, in denen sich Menschen, die alle eine ASS haben, treffen, über Schwierigkeiten reden und Tipps austauschen können. Das Gute daran ist, dass es den meisten Menschen dort so ähnlich geht wie dir auch.

Tipps zum Weiterlesen – Hilfreiche Materialien
• Schneider, K. & Köneke, V. (2009). *Warum Bretter manchmal vor Köpfen kleben.* Nordhausen: Verlag Kleine Wege. • Brauns, A. (2004). *Buntschatten und Fledermäuse. Mein Leben in einer anderen Welt.* München: Goldmann.

5.4 Welche Psychotherapiemethoden sind wirksam?

Nach der Diagnose einer ASS bei Ihrem Kind überlegen Sie selbstverständlich, wie Ihr Kind gut gefördert werden kann. Wichtig für Sie ist es, zu wissen, dass sich autistische Störungen noch nicht ursächlich behandeln lassen. Das bedeutet auch, dass eine vollständige Symptomfreiheit kaum erreicht werden kann. Es bedeutet jedoch nicht, dass eine Behandlung keinen Erfolg hätte. Im Gegenteil: Je früher Sie mit Ihrem Kind eine professionelle Unterstützung aufsuchen, desto besser kann sich Ihr Kind auch entwickeln. Durch umfassende und effektive Maßnahmen können sich gute Behandlungserfolge hinsichtlich der Schwere der Erkrankung, der Entwicklungsschritte Ihres Kindes, möglicher Begleiterkrankungen und der Integration Ihres Kindes in einen möglichst normalen Alltag erzielen lassen.

Gleichzeitig bedeutet die Diagnose einer ASS nicht zwingend, dass Ihr Kind aktuell oder auch fortlaufend eine therapeutische Behandlung benötigt. Es gibt zahlreiche Kinder und Jugendliche zum Beispiel mit Asperger-Syndrom oder sogenanntem „hochfunktionalem" Autismus, das heißt ohne kognitive Beeinträchtigung, die bei hilfreichen Rahmenbedingungen in der Schule sowie von Seiten der Eltern, Geschwister, Lehrer und Mitschüler gut in ihrem Alltag zurechtkommen, ohne zusätzlich eine (dauerhafte) Therapie zu benötigen. Auf der anderen Seite ist es in der Regel sinnvoll, bei einer Autismus-Diagnose im Kleinkind- oder Vorschulalter eine gezielte autismusspezifische Frühförderung durchzuführen, und viele Kinder und Jugendliche im Schulalter profitieren von autismusspezifischen sozialen Kompetenztrainings. Mit sozialen Kompetenzen ist hierbei der Aufbau von Verhaltensweisen gemeint, die speziell dem Menschen mit ASS helfen, die eigenen Bedürfnisse besser wahrzunehmen, sie anderen gegenüber ausdrücken zu können und gleichfalls die Bedürfnisse des Gegenübers besser verstehen (z.B. Gefühle zu erkennen) und angemessener darauf reagieren zu können. Das Ziel ist es also, mit den individuellen Anforderungen im Alltag möglichst gut zurechtzukommen.

Wenn eine Therapie angestrebt wird, sollten immer klare Therapieziele mit Ihnen als Eltern sowie – wenn möglich – mit Ihrem Kind besprochen und festgelegt und im Lauf der Therapie überprüft werden. Für die Behandlung eines Kindes oder Jugendlichen mit ASS gibt es keine einheitliche Therapie. Jede Behandlung wird auf Ihre familiäre Situation, das Alter, den Entwicklungsstand und die Symptomatik Ihres Kindes sowie möglicherweise bestehende zusätzliche Erkrankungen abgestimmt. Das liegt daran, dass die Schwierigkeiten autistischer Kinder, die Lebensumstände ihrer Familien sowie die schulischen Gegebenheiten sehr unterschiedlich sein können und damit auch andere Bedürfnisse an eine therapeutische Behandlung entstehen. Erinnern Sie sich an die Beispiele zu Beginn: Während Katharina mit ihren 16 Jahren vor allem unter ihrer zunehmend wahrgenommen „Andersartigkeit" leidet, geht es den Eltern der 4-jährigen Maxi vor allem um den Aufbau von Sprache als kommunikatives Mittel.

Grundsätzlich orientieren sich jedoch alle psychotherapeutischen Behandlungsansätze an verhaltenstherapeutischen Grundsätzen, welche die hilfreichsten Methoden zur Behandlung im ASS-Bereich bereitstellen.

Was versteht man unter Verhaltenstherapie?

Die Verhaltenstherapie ist eine wissenschaftlich nachweislich wirksame Methode in der Behandlung psychischer Erkrankungen. Sie beinhaltet ein großes Spektrum an einzelnen Methoden und kann als Einzel- oder Gruppentherapie mit Kindern und/oder Eltern eingesetzt werden. Das Hauptaugenmerk liegt auf der aktuellen Symptomatik, das heißt den aktuellen Schwierigkeiten und Bedürfnissen des Kindes. In Gesprächen mit Eltern und Umfeld sowie in der Beobachtung des Kindes werden sorgfältig Stärken und Vorlieben sowie bislang fehlende, noch zu lernende Fertigkeiten

(z. B. Verzögerungen oder Störungen in der Sprachentwicklung) und schädigendes Verhalten (z. B. aggressives oder sich selbst verletzendes Verhalten) erfasst. Anschließend wird gemeinsam festgelegt, in welche Richtung das Verhalten verändert werden soll. Sollen zum Beispiel neue Fertigkeiten aufgebaut werden (z. B. Aufbau von Sprache und Kommunikation) oder schwierige Verhaltensweisen abgebaut werden (z. B. sich selbst verletzendes Verhalten oder sehr starre Verhaltensmuster, die im Alltag viel Zeit beanspruchen)? Dabei werden allerdings nicht nur die aktuellen Schwierigkeiten des Betroffenen betrachtet, sondern auch die Entwicklungsgeschichte und die aktuellen Bedingungen im Umfeld Ihres Kindes einbezogen (z. B. wie reagieren Sie als Eltern oder auch die Lehrerinnen und Lehrer auf bestimmte Verhaltensweisen des Kindes). Denn oftmals kann auch eine Veränderung der Rahmenbedingungen (z. B. eine Strukturierung des Alltags) schon zu einer Verhaltensveränderung bei Ihrem Kind führen. Mit „Verhalten“ ist dabei nicht nur sichtbares Verhalten (wie z. B. Rückzug des Kindes in einer sozialen Situation wie einem Grillfest) gemeint, sondern es sind ebenso die Gefühle, Gedanken und körperlichen Reaktionen in diesen für das Kind schwierigen Situationen gemeint. Auch sie werden in der Verhaltenstherapie berücksichtigt. Im Rahmen der Therapie werden also zahlreiche Faktoren, die eine Rolle bei den aktuellen Schwierigkeiten spielen, betrachtet und gemeinsam werden gezielte Strategien zum Aufbau neuer Fertigkeiten (z. B. durch Förderung von Spielfertigkeiten, Sprachanbahnung oder Aufbau sozialer Kompetenzen) und zum Abbau schwieriger Verhaltensweisen angeleitet und geübt.

Dabei spielt auch die aktive Wissensvermittlung über die Ursachen eines Verhaltens und Veränderungsmöglichkeiten an die Familie, das Umfeld und je nach Alter den Betroffenen selbst, eine sehr wichtige Rolle. Der Aufbau neuer Fertigkeiten (z. B. Sprachaufbau in der Frühförderung oder Förderung sozial-kommunikativer Verhaltensweisen in einer Gruppentherapie) wird dabei meist schrittweise unter gezieltem Einsatz von positiven Konsequenzen vermittelt. Auch das Lernen an „Modellen“ (z. B. anderen Kindern in einer Gruppe, in Videos oder Geschichten) und bei älteren Kindern Techniken zur Selbstbeobachtung und Veränderung kommen zum Einsatz. Ganz zentral ist der wiederholte Einsatz von möglichst alltagsnahen Übungen, damit die Kinder und Jugendlichen ihre neuen Fertigkeiten auch direkt im Alltag erproben können. Die Therapeutinnen und Therapeuten werden dabei hilfreiche Techniken (wie z. B. Visualisierungs- oder Strukturierungsmethoden) nicht nur in der Therapie einsetzen, sondern auch Ihnen als Eltern Hilfestellungen zur Anwendung im persönlichen Alltag geben. Ein weiterer hilfreicher Baustein in der Behandlung Ihres Kindes können auch autismusspezifische Elterntrainings sein, in denen Ihnen als Eltern verschiedene Fertigkeiten im Umgang bezüglich der besonderen Anforderungen mit Ihrem Kind vermittelt werden.

Was können Therapeutinnen und Therapeuten tun?

- Gemeinsame Entwicklung spezifischer Therapieziele mit der Familie, die Alter, Symptomausprägung, assoziierte Schwierigkeiten, kognitive und sprachliche Fertigkeiten des Kindes bzw. Jugendlichen sowie familiäre Ressourcen berücksichtigen.
- Verhaltenstherapeutische Methoden gehören zu den wirksamsten Maßnahmen.
- Frühe Intervention im Kleinkind- bzw. Vorschulalter: Bei früher Diagnosestellung ist eine frühe autismusspezifische Behandlung anhand entwicklungsorientierter, natürlicher Lernmethoden erfolgversprechend und kann die kognitive und sprachliche Entwicklung sowie die autismusspezifischen Verhaltensweisen positiv beeinflussen.
- Im Schulalter haben sich bei gut begabten Kindern vor allem autismusspezifische Gruppentrainings zum Aufbau sozialer Fertigkeiten als wirksam erwiesen.
- Grundsätzlich sollten in jeder Intervention je nach individuellem Bedarf und Entwicklungsstand sprachliche, kommunikative und soziale Fertigkeiten sowie alltagspraktische Kompetenzen, Handlungsplanung und Emotionsregulation geübt werden. Vorzugsweise sollte im Gruppensetting gearbeitet werden.
- Beratung hinsichtlich ergänzender Maßnahmen.
- Medikamentöse Behandlung der Begleiterkrankungen, falls notwendig.

Medikamentöse Behandlung

Auch eine *medikamentöse Behandlung* Ihres Kindes durch eine Kinder- und Jugendpsychiaterin oder einen -psychiater kann notwendig und hilfreich sein. Während die Kernsymptomatik der ASS selbst aktuell noch nicht über eine Medikation bedeutsam verringert werden kann, können assoziierte Begleitsymptome (wie z. B. aggressives oder stereotypes Verhalten, Zwangserkrankungen oder hyperaktives Verhalten) durchaus erfolgreich behandelt werden. Sekundär kann hierüber auch oftmals eine bessere Erreichbarkeit oder Entlastung bewirkt und damit auch der psychotherapeutische bzw. pädagogische Behandlungserfolg unterstützt werden.

Ergänzende Maßnahmen

Als *ergänzende Maßnahmen* werden oftmals Ergotherapie, Logopädie, Musiktherapie oder Physiotherapie eingesetzt, um autismusspezifische Besonderheiten beispielsweise in den Bereichen der Sprachentwicklung, der Feinmotorik, der sozial-emotionalen Entwicklung oder der Körperwahrnehmung zu fördern. Allerdings liegen hier bisher keine so klaren Studien wie bezüglich der o. g. verhaltenstherapeutischen Ansätze vor, sodass Sie immer abwägen sollten, wie viele und welche Therapien für Ihr Kind geeignet und zielführend sind.

5.5 Welche Medikamente sind wirksam?

Pharmakotherapie ist ein wesentlicher Bestandteil der Therapie von ASS. Sie ist vor allem bei zusätzlichen Symptomen und psychischen Störungen wirksam. Die aktuellen Medikamente bewirken in der Regel nicht spezifisch eine Verbesserung der sozialen Interaktion und Kommunikation; allerdings kann die medikamentöse Behandlung z. B. von ADHS-Symptomen oder auch aggressivem Verhalten den Effekt der Verhaltenstherapie auch im Bereich der sozialen Interaktion verbessern. Es sollte frühzeitig, in der Regel ab dem Vorschulalter, an ergänzende, zielsymptomorientierte Pharmakotherapie gedacht werden, wenn die Symptome unter einer ordnungsgemäß durchgeführten verhaltenstherapeutisch basierten (Früh-)Intervention fortbestehen. Pharmakotherapie sollte zusammen mit evidenzbasierten Psychotherapieverfahren eingesetzt werden, wenn diese für die entsprechende Zielsymptomatik vorliegen.

- *Zielsymptomatik stereotypes, rigides und repetitives Verhalten:* Hier sind die beiden Medikamente Risperidon und Aripiprazol gut wirksam, selektive Serotonin-Wiederaufnahmehemmer (SSRI) hingegen sind nicht wirksam.
- *Zielsymptomatik Hyperaktivität, Aufmerksamkeitsprobleme sowie komorbide Diagnose einer Aufmerksamkeitsdefizit-/Hyperaktivitätsstörung (ADHS):* Die meisten für ADHS zugelassenen Medikamente sind auch bei ASS gut wirksam und sollten auch zur Unterstützung bei entsprechender Symptomatik eingesetzt werden.

- *Zielsymptomatik aggressives Verhalten und Reizbarkeit/Impulsivität:* Hier zeigen Risperidon sowie Aripiprazol die besten Wirkungen.
- *Zielsymptomatik Schlafstörungen:* Melatonin zeigt einen ausgezeichneten Effekt bei Ein- und Durchschlafstörungen bei Kindern und Jugendlichen mit ASS.
- *Andere komorbide psychische und körperliche Störungen:* Auch weitere, schwere komorbide Störungen, wie z. B. Tic-Störungen, Zwangserkrankung, schwere Angst- und depressive Störungen sowie Epilepsien, können und sollten medikamentös behandelt werden.

5.6 Welche weiteren Therapien sind sinnvoll?

Im Vorschul- und Grundschulalter werden häufig Logopädie, Ergotherapie und Physiotherapie einschließlich Psychomotorikgruppen angeboten oder auch von Ihrer Kinderärztin oder Ihrem Kinderarzt vorgeschlagen. Diese Therapiemethoden sind bezüglich ASS kaum wissenschaftlich untersucht, sind aber unter bestimmten Bedingungen für manche Kinder sinnvoll. Zentral ist, dass sich die Therapeutin bzw. der Therapeut mit dem Krankheitsbild ASS gut auskennt und Erfahrung in der Arbeit mit Kindern mit ASS hat.

Eine Indikation für eine zusätzliche *Logopädie* zu der verhaltenstherapeutisch basierten autismusspezifischen Intervention im Vorschulalter ist vor allem dann gegeben, wenn ein Kind bezüglich der Mundmotorik, dem Schlucken sowie der Artikulation zusätzliche Förderung braucht. Wenn keine autismusspezifische Intervention zur Verfügung steht, kann auch die Sprachentwicklung in der Logopädie geübt werden, in der Regel ist das allerdings nur mit etablierten autismusspezifischen verhaltenstherapeutisch basierten, interaktiven sowie natürlichen Methoden möglich, weshalb der Logopäde bzw. die Logopädin speziell ausgebildet sein sollte.

In der *Ergotherapie* werden vor allem feinmotorische Bewegungsabläufe trainiert, die bei der selbstständigen Durchführung alltagspraktischer Tätigkeiten benötigt werden. In der Regel ist eine zusätzliche Ergotherapie nur bei schwer ausgeprägten feinmotorischen Schwierigkeiten notwendig.

In der *Physiotherapie* werden vor allem grobmotorische Bewegungsabläufe trainiert. Physiotherapie ist bei den meisten Kindern mit ASS nicht notwendig, kann aber bei sehr ausgeprägter grobmotorischer Ungeschicklichkeit sinnvoll sein. Psychomotorikgruppen fördern oft auch die soziale Interaktion und können bei entsprechend geschulter Anleitung hilfreich sein.

5.7 Bedenkliche Therapiemethoden

Wenn Sie im Internet nach dem Stichwort „Autismus-Therapie“ suchen, werden Sie eine Reihe von Angeboten aus unterschiedlichen Bereichen finden. Sich durch diesen unübersichtlichen Dschungel an Informationen zu kämpfen und sinnvolle von teilweise gefährlichen oder schlicht nicht wirksamen Ansätzen zu unterscheiden, ist sehr schwierig. Die Ursachen zur Entstehung einer ASS sind bisher nicht eindeutig erforscht und auch zur Förderung können keine einheitlichen Therapien, die für alle Betroffenen nachweislich wirksam sind, empfohlen werden. Dies bietet viel Spielraum für Spekulationen und leider auch einen fruchtbaren Nährboden für teilweise dubiose Anbieter. Generell sollten alle Mittel und Angebote, die eine vollständige oder schnelle Heilung von ASS versprechen und mit hohen Kosten verbunden sind, als äußerst zweifelhaft bewertet werden.

Dringend abzuraten ist von Mineral Miracle Supplement (MMS), einer Natriumchlorid-Säure, welche zur „Reinigung“ verabreicht werden soll. Diese führt nachweislich zu Schädigungen des Darms und des Organismus des Kindes und wurde vom Institut für Risikoforschung ausdrücklich als gesundheitsgefährdend eingestuft. Die Therapie mit Sekretin oder hyperbarem Sauerstoff ist ebenfalls unwirksam und potenziell schädlich. Von der Festhaltetherapie ist aus ethischen Gründen dringend abzuraten. Ebenso darf die Verwendung von Methoden, die Widerwillen hervorrufen und gesundheitlich schädlich sein können, wie bspw. Elektroschocks oder körperliche Züchtigung als Reaktion auf unangemessenes Verhalten niemals Therapiebestandteil sein. Für die gestützte Kommunikation (Facilitated Communication, FC), bei welcher der Arm des Kindes bzw. Jugendlichen dauerhaft geführt wird, konnte eindeutig gezeigt werden, dass keinerlei selbstständige Kommunikationsfähigkeiten unabhängig von der stützenden Person erbracht werden können. Deshalb wird von dieser alternativen Kommunikationsform abgeraten.

Für folgende Mittel und Ansätze wurde bisher zwar keine unmittelbar schädigende Wirkung gefunden, in wissenschaftlichen Studien konnten jedoch keinerlei langfristigen Effekte zur Wirksamkeit bei Autismus nachgewiesen werden: Oxytocin-Nasenspray, Nahrungsergänzungsmittel wie beispielsweise Algenpräparate oder Vitamine, spezielle Lebensmitteldiäten, Massagetherapie, Akupunktur und Chiropraktik. Auch Prismengläser oder Spezialbrillen, sowie Methoden zur sensorischen Integration können aufgrund mangelnder wissenschaftlicher Belege nicht zur autismusspezifischen Förderung empfohlen werden.

Wenn Sie zu bestimmten Therapieangeboten Fragen haben, sollten Sie sich von Ihrer behandelnden Fachärztin oder Ihrem Facharzt für Kinder- und Jugendpsychiatrie und -psychotherapie, ggf. auch von spezialisierten Kinder- und Jugendärztinnen und -ärzten oder einer spezialisierten approbierten Kinder- und Jugendlichenpsychotherapeutin bzw. -therapeuten beraten lassen. Autismusspezifische Therapien sollten immer wissenschaftlich fundiert und begründet sein. Zudem sollte immer die individuelle Entwicklung des Kindes berücksichtigt und in die Therapieplanung einbezogen sowie Therapiefortschritte regelmäßig überprüft werden. Bisher sind verschiedene Bezeichnungen von Autismustherapie- oder Fördereinrichtungen nicht rechtlich geschützt, sodass nicht gewährleistet werden kann, dass einheitlich oder wissenschaftlich fundiert nach bestimmten Qualitätsstandards (regelmäßige Supervisionen, neueste wissenschaftliche Therapiemethoden) gearbeitet wird. Therapeutische Angebote sollten generell stets transparent und Therapeutinnen sowie Therapeuten daran interessiert sein, Betroffene und Angehörige hinsichtlich der Therapieinhalte ausführlich zu beraten und alle nötigen Informationen zur Verfügung zu stellen.

Merke:

Therapeutische Ansätze und Angebote, die mit hohen Kosten verbunden sind und mit denen eine vollständige Heilung versprochen wird, sind generell als zweifelhaft zu bewerten. Für viele Methoden bestehen keine wissenschaftlichen Belege hinsichtlich der störungsspezifischen Effektivität. Eine gute Therapie ist für Eltern und Kinder stets transparent und beinhaltet zudem Aufklärungs- und Beratungsangebote.

6 Welche Kosten werden von Krankenkassen, Sozial- oder Jugendämtern übernommen?

Alle Termine, die zur Diagnostik einer Autismus-Spektrum-Störung (ASS) notwendig sind, werden über Ihre Krankenkasse finanziert. Die Kosten für sämtliche autismusspezifische Interventionen werden auf Antrag und erst nach Genehmigung von den örtlichen Sozial- oder Jugendämtern getragen. Über die Krankenkassen werden die Behandlung von Begleiterkrankungen, die medikamentöse Therapie sowie durch manche Kassen auch Einheiten für Eltern sowie Gruppentrainings zur Verbesserung der sozialen Kompetenzen für Kinder bzw. Jugendliche finanziert. Die Krankenkassen finanzieren auch teilstationäre oder stationäre kinder- und jugendpsychiatrische Behandlungen.

Wenn Sie einen Antrag auf eine ambulante autismusspezifische Therapie bei Ihrem zuständigen Sozial- oder Jugendamt stellen wollen, sind die Ämter verpflichtet, Sie entsprechend zu beraten. Das jeweilige Amt übernimmt i. d. R. die Kosten für die Therapie. Üblicherweise (siehe jedoch bundeslandspezifische Vorgehensweisen) ist bei Kindern und Jugendlichen ohne Intelligenzminderung das Jugendamt zuständig. Hier greift der § 35a des Sozialgesetzbuchs (SGB) VIII. Im Vorschulalter sowie bei Kindern und Jugendlichen mit Intelligenzminderung ist in der Regel das Sozialamt zuständig; hier kommt das SGB XII (§54) in Verbindung mit dem SGB IX (§55) zur Anwendung. Sollte es notwendig sein, eine Integrationskraft zu beantragen, erfolgt dies ebenfalls über das zuständige Sozial- oder Jugendamt. Auch eine zusätzliche Förderung bezüglich Lese-Rechtschreibstörung oder Rechenstörung kann beim zuständigen Jugendamt beantragt werden. Das jeweilige Amt übernimmt hier ebenfalls i. d. R. die Kosten. Ebenso wird der Familienentlastende Dienst über das zuständige Sozial- oder Jugendamt beantragt und (jedoch meist mit Kostenbeteiligung der Eltern) finanziert.

Für Leistungen zur Teilhabe am Arbeitsleben ist die örtliche Agentur für Arbeit zuständig (§33 SGB IX).

Logopädie, Ergotherapie und Physiotherapie müssen bei entsprechender Indikation ärztlich verordnet werden und werden dann über die Krankenkasse finanziert. Bei der Ergotherapie und Physiotherapie fallen jeweils Selbstbeteiligungen an; bei der Logopädie ist ab 18 Jahren eine Zuzahlung erforderlich.

7 Weitere Unterstützung

Schwerbehindertenausweis

Es ist möglich, beim Versorgungsamt für Ihr Kind mit einer Autismus-Diagnose einen Schwerbehindertenausweis zu beantragen. In § 2 des Sozialgesetzbuchs (SGB) IX wird der Begriff „Behinderung“ als Teilhabebeeinträchtigung definiert, die infolge einer vom „typischen Zustand“ abweichenden körperlichen Funktion, geistigen Fähigkeit oder seelischen Gesundheit besteht. Demnach ist eine Autismus-Spektrum-Störung (ASS) als eine solche Behinderung einzustufen und es kann ein „Grad der Behinderung“ (GdB, entspricht dem „Grad der Schädigung“, GdS) festgestellt werden. Dieser kann bei diagnostizierten tiefgreifenden Entwicklungsstörungen zwischen 10 und 100 liegen, abhängig von den festgestellten „sozialen Anpassungsschwierigkeiten“. Nachteilsausgleiche sind abhängig von den sogenannten Merkzeichen. Auch die Merkzeichen „H“ (Hilflosigkeit; berechtigt zur unentgeltlichen Beförderung im öffentlichen Personennahverkehr), „B“ (Berechtigung für eine ständige Begleitung; berechtigt die Begleitperson zur unentgeltlichen Beförderung im öffentlichen Personennahverkehr) und „G“ (Einschränkung des Gehvermögens; Berechtigung zur Benutzung der öffentlichen Verkehrsmittel ohne Fahrausweis, eine besondere Wertmarke ist jedoch vorher zu erwerben) sind für Menschen mit ASS relevant.

Hilfreiche Materialien

- Die aktuelle Version der Versorgungsmedizin-Verordnung von 2015 (Bundesministerium für Arbeit und Soziales, auch online unter www.bmas.de) enthält alle wichtigen Informationen, darunter auch eine Tabelle der GdB und genauere Erläuterungen zu den Merkzeichen.
- Rechtsratgeber zu weiteren Hilfen bei Behinderungen (z.B. zur Pflegestufe) gibt es beim Bundesverband für körper- und mehrfachbehinderte Menschen e.V. (www.bvkm.de/recht-ratgeber und http://bvkm.de/wp-content/uploads/2016_Mein-Kind-ist-behindert-diese-Hilfen-gibt-es.pdf).

Entlastung im Familienalltag

Der sogenannte Familienentlastende Dienst (auch: Familienunterstützender Dienst) bietet Hilfen in Form von z. B. Gruppenangeboten, verschiedenen

Freizeitaktivitäten (auch Urlaubsreisen), Nachmittagsbetreuung und sozialpädagogische Beratung für die betroffenen Kinder und deren Familien an. Die Finanzierung erfolgt über das Sozialamt und evtl. über die Pflegekasse; dabei wird das eigene Einkommen berücksichtigt. Träger dieser Leistungen sind beispielsweise regionale Niederlassungen der Lebenshilfe (www.lebenshilfe.de) oder der Internationale Bund (www.internationaler-bund.de) sowie andere lokale Einrichtungen der Behindertenhilfe.

Wenn Sie einen größeren Bedarf in der Unterstützung bei der Erziehung Ihres Kindes und in der Haushaltsversorgung haben, kann über einen Zeitraum von mehreren Jahren eine sozialpädagogische Familienhilfe beantragt werden. Diese wird über das Jugendamt finanziert (§31 SGB VIII).

(Teil-)Stationäre Aufenthalte

Sollten bei Ihrem Kind ambulant schwer zu behandelnde komorbide psychische Erkrankungen, wie z. B. eine Zwangs- oder Angsterkrankung, eine depressive Episode, ein Schulabsentismus oder starke selbst- oder fremdgefährdende Verhaltensweisen vorhanden sein, kann Ihr Kind entweder nach Voranmeldung oder – bei schwerer Ausprägung – auch im Notfall teilstationär oder stationär in einer Klinik für Kinder- und Jugendpsychiatrie, Psychosomatik und Psychotherapie aufgenommen und behandelt werden.

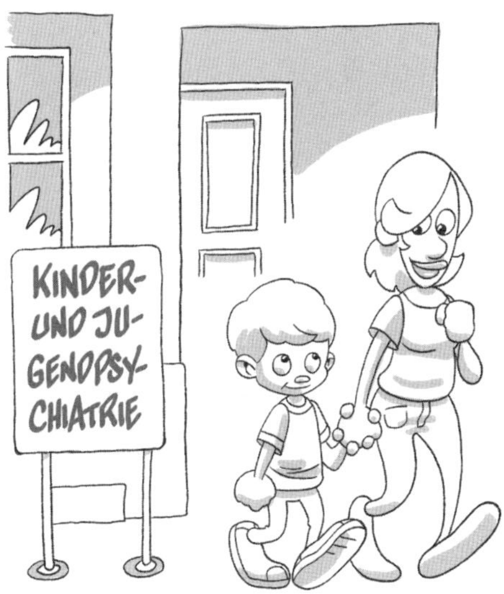

© Klaus Gehrmann

Außerhäusliche Unterbringung, betreutes Wohnen, Einrichtung der Behindertenhilfe

Sollten alle ambulanten, teilstationären und stationären Behandlungsmöglichkeiten ausgeschöpft sein und Sie als Eltern oder Familie sich dennoch nicht mehr in der Lage sehen, Ihr Kind weiterhin zu Hause zu betreuen, gibt es die Möglichkeit, Ihr Kind je nach Schweregrad der Erkrankung und vorhandener Intelligenzminderung langfristig in einer Wohneinrichtung unterzubringen. Hier gibt es sowohl Einrichtungen der Jugendhilfe als auch Einrichtungen der Behindertenhilfe, die Wohngruppen für Kinder-, Jugendliche oder auch Erwachsene mit ASS anbieten. Für Erwachsene mit psychischen Störungen stehen auch Einrichtungen mit betreutem Wohnen zur Verfügung, die eine gewisse Selbstständigkeit voraussetzen und unterstützen. Wenn Sie eine solche Option für sich überlegen, sollten Sie mit der Sie betreuenden Ärztin bzw. Arzt oder Psychotherapeutin bzw. -therapeuten sowie den zuständigen Jugend- oder Sozialamtsmitarbeiterinnen und -mitarbeitern sprechen, sich mögliche Einrichtungen in Ruhe ansehen und dann möglichst gemeinsam mit Ihrem Kind eine Entscheidung treffen.

8 Und wenn mein Kind erwachsen wird?

Viele Eltern machen sich große Sorgen darüber, wie sich ihr Kind als Erwachsener entwickeln wird. Kann es alleine leben? Wird es eine Ausbildung absolvieren können und für den eigenen Lebensunterhalt sorgen können? Wie wahrscheinlich ist es, dass es einen Partner findet, wenn es bereits in der Schule deutliche Schwierigkeiten in der Gestaltung von Beziehungen zu Gleichaltrigen hat?

Insgesamt zeigt sich sehr häufig eine Verbesserung vieler autismusspezifischer Symptome bis ins Erwachsenenalter hinein. Auch die sprachliche und kognitive Entwicklung kann sich unter spezifischer Förderung verbessern. Die Diagnose hingegen bleibt meist stabil und auch Menschen, die nicht mehr alle Diagnosekriterien erfüllen, weisen später noch Beeinträchtigungen im alltäglichen Leben auf. Ein großer Teil der Menschen mit Autismus-Spektrum-Störung (ASS) lebt auch im Erwachsenenalter noch in der Gemeinschaft mit den Eltern oder im Rahmen des betreuten Wohnens oder in Wohngruppen für Behinderte. Für diejenigen Personen ohne Intelligenzminderung ist die Prognose dafür, ob sie später alleine leben, ob sie einen Beruf ausüben können und eine Partnerschaft eingehen, deutlich günstiger und neuere Studien zeigen, dass mehr als die Hälfte der Menschen mit Asperger-Syndrom selbstständig mit Unterstützung lebt.

Berufsausbildung und Arbeitsmarkt

Menschen mit ASS haben es in der beruflichen Ausbildung und auf dem freien Arbeitsmarkt häufig schwer. Als „erwerbsfähig“ gilt nach § 8 SGB II grundsätzlich, wer unter den üblichen Bedingungen des allgemeinen Arbeitsmarktes mindestens drei Stunden pro Tag erwerbstätig sein kann.

Können die Betroffenen nicht ohne besondere Förderung am Ausbildungs- und Arbeitsalltag teilhaben, erlaubt das Gesetz die Gewährung von Unterstützungsmaßnahmen. Dafür muss der Grad der Behinderung (vgl. Kap. 7) festgestellt werden. Grundsätzlich haben nur Schwerbehinderte ein Recht auf Integration nach SGB IX, d. h., es muss mindestens ein Grad der Behinderung von 50 vorliegen. Das Integrationsamt ist zuständig für Hilfen zur Teilnahme, zur Erhaltung und Erweiterung beruflicher Kenntnisse und Fertigkeiten. Je nach Bundesland sind die Integrationsämter sehr unterschiedlich organisiert. Neben einer Beratung und Unterstützung hilft das Integrationsamt auch bei der Vermittlung geeigneter Arbeitsplätze und bietet Hilfen zur Information des Arbeitgebers an. In manchen Bundesländern gibt es speziell auf die Bedürfnisse autistischer Menschen ausgerichtete Integrationszentren. Für Menschen mit ASS besteht auch die Möglichkeit, eine Arbeitsassistenz in Anspruch zu nehmen, die bei der Suche nach einem Arbeitsplatz hilft und den Betroffenen auch im Arbeitsleben begleiten kann. Dabei ist auch eine Eins-zu-eins-Betreuung möglich.

Für die berufliche Eingliederung und Rehabilitation ist die entsprechende Agentur für Arbeit zuständig. Es gibt für Jugendliche und junge Erwachsene z.B. die Möglichkeit, eine Ausbildung in spezialisierten Berufsbildungswerken zu machen, wenn dies über den freien Arbeitsmarkt nicht erfolgreich möglich ist. Diese Ausbildung wird durch die Arbeitsämter unterstützt und überwiegend finanziert. Ein integratives Konzept zur Teilhabe am Arbeitsleben bietet auch die „Unterstützte Beschäftigung“ für autistische Menschen. Gelegentlich bieten auf Integration ausgerichtete Unternehmen die Vermittlung und Inklusion autistischer Personen in die Berufstätigkeit an. Mittlerweile gibt es sogar nationale und internationale Unternehmen, die speziell an den Fertigkeiten und der besonderen Denkweise autistischer Menschen interessiert sind. Prinzipiell können autistische Menschen auch einen regulären Arbeitsplatz entsprechend ihrer Voraussetzungen ausfüllen, wenn die persönlichen und strukturellen Voraussetzungen gegeben sind. Dabei besteht ebenfalls Anspruch auf eine individuelle Integrationshilfe. Etliche jüngere Studien zeigen bei Betroffenen mit normaler Intelligenzentwicklung durchaus optimistische Ergebnisse.

Für erwachsene Personen mit ASS und Intelligenzminderung oder stark ausgeprägter autistischer Symptomatik besteht grundsätzlich auch die Möglichkeit, in einer Werkstatt für behinderte Menschen zu arbeiten.

Wohnen, feste Beziehung, therapeutische Unterstützung

Auch die Wohnsituation kann im Erwachsenenalter sehr unterschiedlich sein. Sie stellt den Bereich dar, in dem besondere Anforderungen hinsichtlich Autonomie und Selbstständigkeit an den Heranwachsenden gestellt werden und der dementsprechend gestaltet werden muss. Während in älteren Untersuchungen nur ein Bruchteil der Betroffenen in einer selbstbestimmten Wohnumgebung lebte, zeigen neuere Studien dass ein beträchtlicher Anteil der Menschen mit Asperger-Syndrom alleine lebt, wobei die meisten auch weiterhin von der Familie unterstützt werden.

Informationen zum Thema Studium und Beruf – Hilfreiche Materialien

- Informationen zu begleitenden Hilfen, finanziellen Zuschüssen und Sachleistungen gibt es auf dem gemeinsamen Internetauftritt der Integrationsämter (www.integrationsaemter.de).
- Eine Broschüre zur Berufs- und Studienorientierung haben die Bundesagentur für Arbeit und das Netzwerk SCHULEWIRTSCHAFT herausgegeben: Bundesagentur für Arbeit. Netzwerk SCHULEWIRTSCHAFT. (Hrsg.). (2015). *Leitfaden Handycap, na und? Berufs- und Studienorientierung inklusiv gestalten.* Verfügbar unter www.arbeitsagentur.de
- Allgemeine Hinweise zu den Möglichkeiten der beruflichen Bildung, Rehabilitation und Beschäftigung von Menschen mit Autismus-Spektrum-Störung: Projektgruppe Integration ins Arbeitsleben. (2015). *Möglichkeiten der beruflichen Bildung, Rehabilitation und Beschäftigung von Menschen mit Autismus-Spektrum-Störung in Niedersachsen.* Walsrode: Landesarbeitsgemeinschaft Autismus Niedersachsen. Verfügbar unter http://www.autismus-niedersachsen.de/wp-content/uploads/2015/11/LAG-Niedersachsen-Brosch%C3%BCre-Besch%C3%A4ftigung-Autismus-2015.pdf
- Spezifische Beratungsstellen und Ämter bieten Unterstützung bei den jeweiligen Themen:
  - Eingliederungszuschüsse (SGB III), Reha- und Schwerbehinderten-Beratung bei der Agentur für Arbeit.
  - Berufs- und Studienberatung bei den jeweiligen Kammern und Verbänden (z.B. IHK, HWK), Hochschulen und Studentenwerken und der Bundesarbeitsgemeinschaft für Unterstützte Beschäftigung e.V.

Natürlich ist es für ältere Jugendliche und Erwachsene mit einer ASS aufgrund der sozial-kommunikativen Schwierigkeiten sehr herausfordernd, eine Beziehung einzugehen und zu gestalten. Von einer Freundschaft oder Partnerschaft wird insbesondere Gemeinsamkeit erwartet: Das Teilen ähnlicher Interessen, Vertrautheit, Verlässlichkeit, Austausch, das Eingehen auf die Wünsche des Gegenübers und das Teilen gemeinsam erlebter Gefühle und Erlebnisse. Genau diese Punkte machen es Menschen mit ASS sehr schwer, eine Beziehung zu gestalten. Gleichzeitig zeigen die meisten Betroffenen ein Bedürfnis nach Freundschaft und Bindung. Hierdurch entsteht häufig ein Dilemma, da die Betroffenen Beziehungssignale oft nicht verstehen und dadurch im Kontakt unbeholfen-zurückhaltend oder auch aufdringlich wirken können. Während in den meisten Studien nur eine geringe Anzahl der Betroffenen in einer stabilen Partnerschaft lebte, zeigen sich sehr viel günstigere Verläufe bei Menschen, die erst im Erwachsenenalter die Diagnose erhielten und damit mutmaßlich etwas geringfügiger betroffen sind.

Wer psychiatrisch-psychotherapeutische Angebote für Erwachsene mit einer ASS sucht, wird schnell merken, dass es noch relativ wenig Ansprechpartner in Deutschland gibt. Nichtsdestotrotz wächst auch in diesem Bereich das Angebot. Auch eigenständig organisierte Gesprächs- und Selbsthilfegruppen sowie Stammtische für erwachsene Betroffene finden sich in zahlreichen Regionen Deutschlands. Sie sind oft sehr hilfreich – zum einen um Kontakte mit Menschen zu knüpfen, die vor ähnlichen Herausforderungen stehen, zum anderen aber auch um sich über Hilfsangebote vor Ort auszutauschen und zu informieren.